M. KUCERA

Gymnastik mit dem Hüpfball

Gymnastik mit dem Hüpfball

Eine Übungsanleitung

M. Kucera

2., erweiterte Auflage

Mit 270 Übungsbildern auf 70 Bildseiten

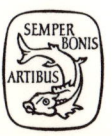

Gustav Fischer Verlag · Stuttgart · New York · 1978

Anschrift der Verfasserin
M. Kucera, CH 8037 Zürich, Hönggerstraße 146

CIP-Kurztitelaufnahme der Deutschen Bibliothek

Kucera, Maria
Gymnastik mit dem Hüpfball : e. Übungsanleitung. —
2., erw. Aufl. — Stuttgart, New York : Fischer, 1978.
   ISBN 3–437–00249–X

© Gustav Fischer Verlag · Stuttgart · New York · 1978
Alle Rechte vorbehalten
Druck: Offsetdruckerei Karl Grammlich, Pliezhausen
Einband: Großbuchbinderei Clemens Maier, Leinfelden-Echterdingen
Printed in Germany

Vorwort zur zweiten Auflage

Mit Freude habe ich festgestellt, daß die Nachfrage nach diesem Büchlein so groß ist, daß ich eine zweite Auflage vorbereiten konnte.

Den ursprünglichen Übungen habe ich eine Reihe neuer Vorschläge hinzugefügt.

Bei der Beobachtung der Anwendung des Balles ist mir aufgefallen, daß seine spezifische Eigenschaft nicht optimal ausgenutzt wurde. Der Hüpfball ist ein **federndes und rollendes** Gerät, und gerade diese seine Labilität sollte berücksichtigt werden. Hierzu eine technische Information: Es handelt sich um einen großen Ball von 42, 53 und 65 cm Durchmesser. Er besitzt **keine** Griffe, welche das Rollen hindern, und ist **kein** sogenannter Spastikerball.

Ich benütze die Gelegenheit, um nochmals zu betonen, daß meine Bücher für Fachleute bestimmt sind und daß ich demzufolge eine fachgemäße Anwendung bzw. Anpassung der Übungsvorschläge an Patienten voraussetzen kann.

Die Vielfalt der Krankheitsbilder, ihrer Stadien und Komplikationen sowie die Verschiedenheit von Konstitution und Kondition der Patienten macht es unmöglich, auf einzelne Krankheitsbilder einzugehen.

Zürich, Juni 1977

M. Kucera

Vorwort zur ersten Auflage

Dieses Büchlein ist eine Ergänzung zu meinen 1973 im selben Verlag erschienen „Krankengymnastischen Übungen".

Die Idee, mit dem Hüpfball zu arbeiten, verdanke ich einer Anregung von Frau S. Klein-Vogelbach. 1972 hatte ich die Gelegenheit, am Basler Kurs für funktionelle Bewegungslehre teilzunehmen. Frau Kleins kurze Demonstration mit dem Hüpfball begeisterte mich und ich beschloß, dieses ausgezeichnete Gerät an der Zürcher Schule zu übernehmen. Durch die Arbeit mit meinen Schülern und Patienten entstand in der Folge die vorliegende Zusammenstellung von Übungen.

Bewegungsstörungen haben in den meisten Fällen komplexe Ursachen. Das isolierte Üben einer Einzelbewegung führt deshalb nicht zum Ziel, wenn diese nicht in einen Gesamtablauf integriert werden kann. Neuere Methoden, wie zum Beispiel PNF oder die Bobath-Methode, dokumentieren diesen Wandel der Anschauungen sehr eindrücklich.

Doch auch die „klassische" Krankengymnastik hat sich zunehmend aus ihrer Verkrampfung gelöst und ist viel freier geworden, wie ich schon in den „Krankengymnastischen Übungen" gezeigt habe. Die Idee des Hüpfballes mag diese Entwicklung aufzeigen: der ganze Patient wird gefordert, Kräftigung, Mobilisation und Koordination fließen ineinander über und können nicht mehr getrennt werden.

Ich habe deshalb auf eine Einteilung in einzelne krankengymnastische Kategorien (Themata) verzichtet und überlasse die Wahl der Übungen ganz dem behandelnden Therapeuten.

Zürich, September 1974

Praktische Hinweise zum Üben

- Sämtliche Übungen werden barfuß ausgeführt.
- Die sitzende Ausgangsstellung auf dem Hüpfball ist im allgemeinen der Reitsitz: Oberkörper aufgerichtet, Oberschenkel gespreizt, Knie im rechten Winkel. Besonders wichtig ist ein guter Bodenkontakt der Füße und Zehen.
  (Kommt manchmal bei den Zeichnungen nicht ganz gut zum Ausdruck.)
- Die Größe des Balles muß der Körpergröße angepaßt werden, damit die oben beschriebene Ausgangsstellung eingenommen werden kann.
- Um eine harmonische Einheit „Ball—Patient" herzustellen, wird die spezifische Eigenschaft dieses Gerätes ausgenützt; der Übende lernt sich seiner „rollenden Unterstützungsfläche" anzupassen und sich ohne großen Kraftaufwand im Gleichgewicht zu halten.
- Wenn es die Art der Übung erlaubt, führen wir sie zunächst langsam und mit kleinem Schwung aus. Tempo und Bewegungsausmaß werden mit zunehmender Geschicklichkeit gesteigert.
- Beginn und Ende eines vollständigen Bewegungsablaufes sind durch senkrechte Striche markiert.
- bedeutet federndes Hüpfen auf dem Ball. (Betrifft sämtliche auf derselben Seite angegebenen Übungen.)
- Rollrichtung des Balles — wird nur bei einem kleinen Teil der Übungen speziell angegeben, um das Verständnis des Übungsablaufes zu erleichtern.

Einfaches Hüpfen auf dem Ball

〰 = Hüpfübungen

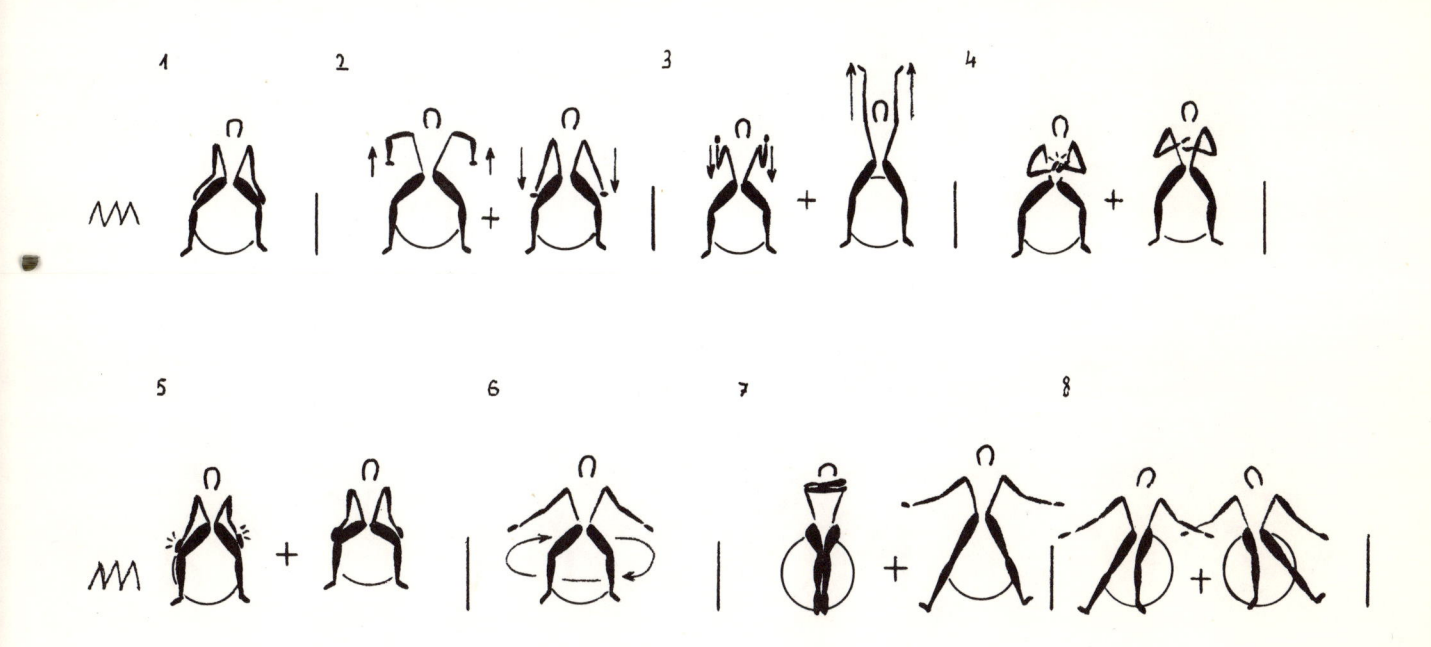

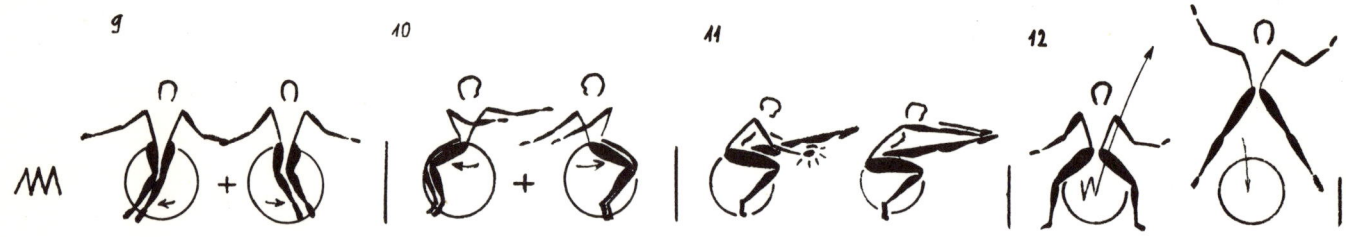

auf einem Bein

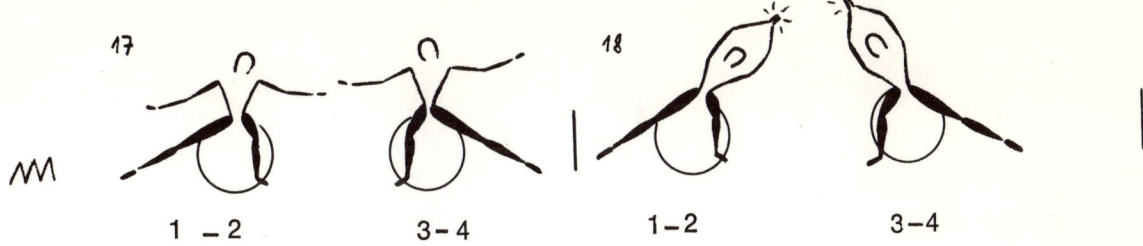

Während des Hüpfens das Bein wechseln
(das Federn auf dem Ball nicht unterbrechen)

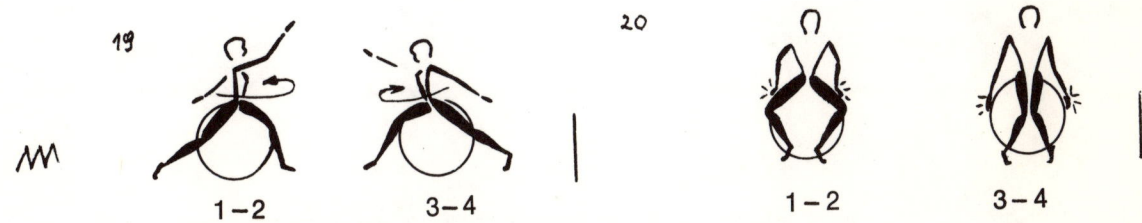

Während des Hüpfens wechseln

21

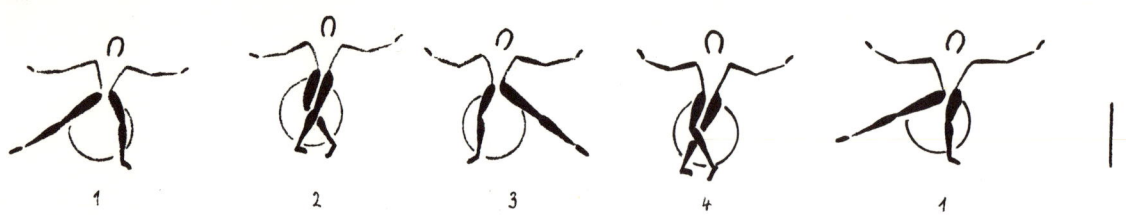

22

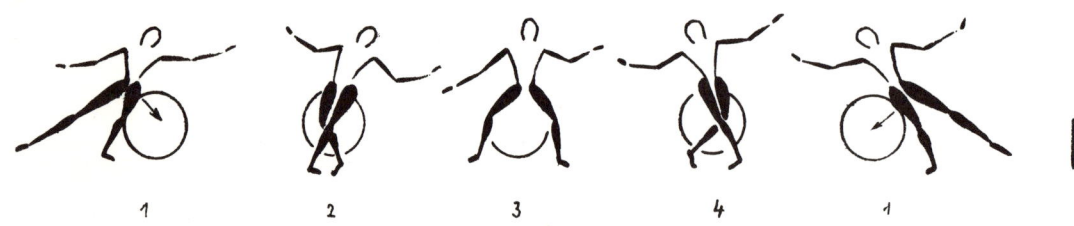

Anfangs mit Rollen üben, später die Schrittfolge mit Hüpfen verbinden.

Beckenbewegungen

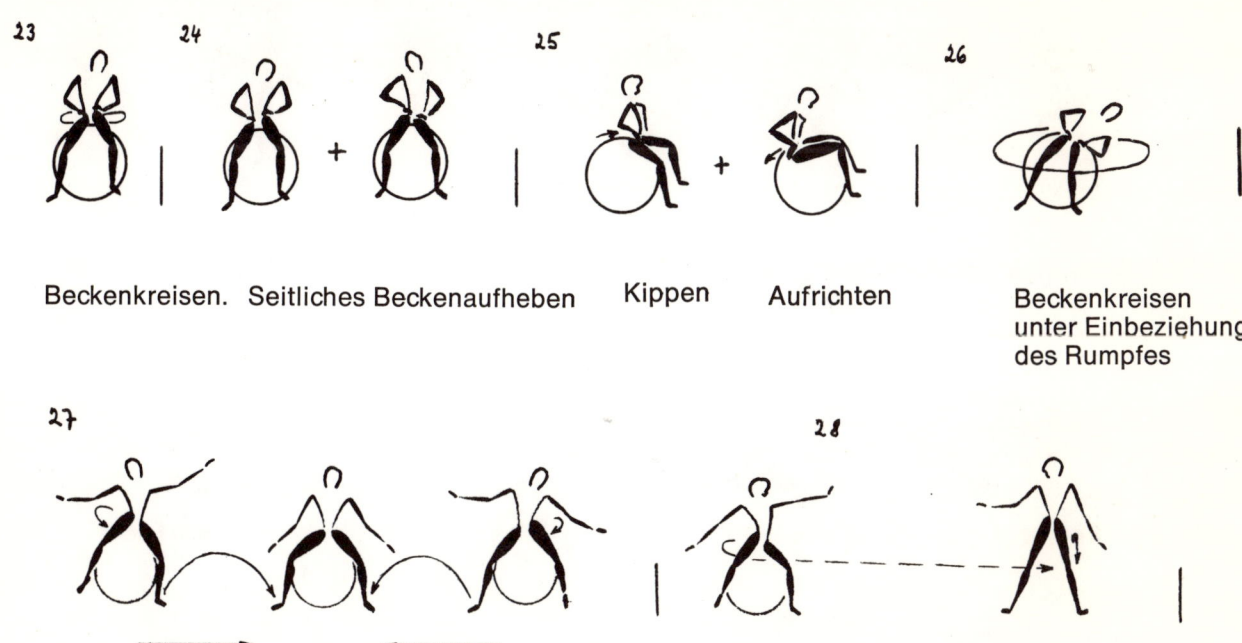

Beckenkreisen. Seitliches Beckenaufheben   Kippen   Aufrichten   Beckenkreisen unter Einbeziehung des Rumpfes

Kleine Sprünge seitwärts   — oder gegen Wand stoßen

Der Ball wird nur durch die Beckenbewegung zum Rollen gebracht. Mit der Gegenbewegung leicht zum Schwung ausholen.

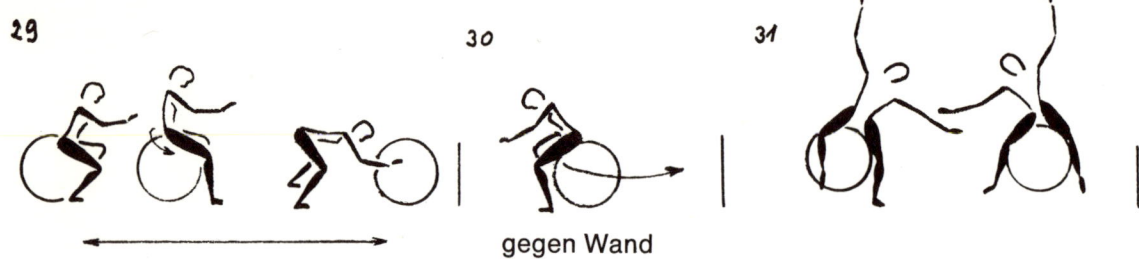

gegen Wand

Schwung durch Aufrichten und Kippen des Beckens

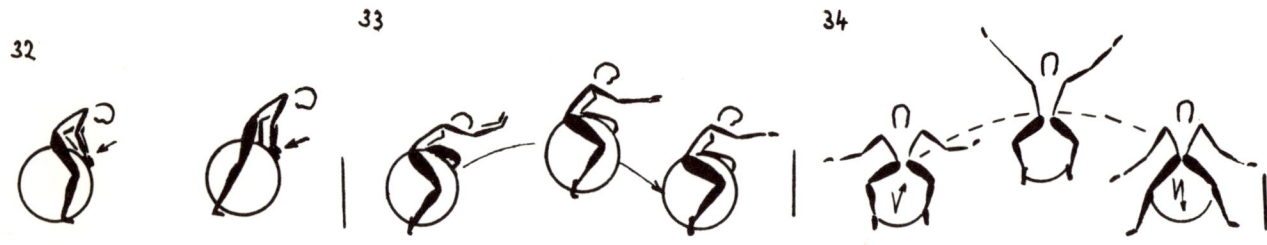

Den Ball mit den Händen
kräftig wegstoßen;
die Beine verhindern
das Wegrollen des Balles.

Unterschenkel kräftig in den Ball drücken.

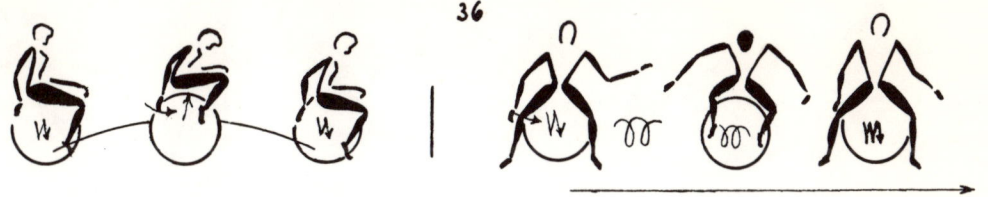

Mit einer Hand den Ball leicht schupsen und mit kleinen Sprüngen begleiten. Auf dem Ball wieder landen und Zwischensprung einschalten.

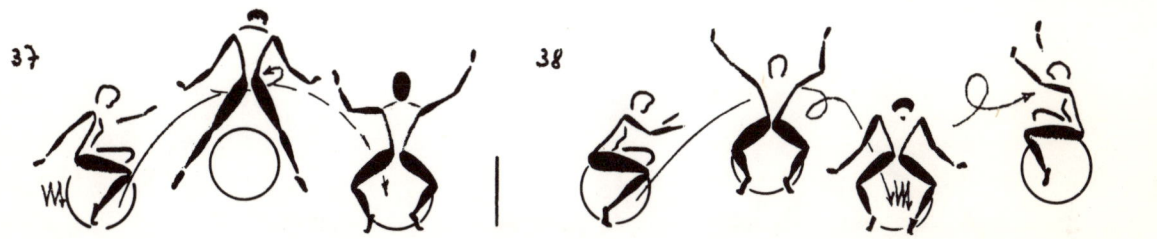

Unterschenkel und Füße kräftig in den Ball drücken. Immer am gleichen Ort landen.

39

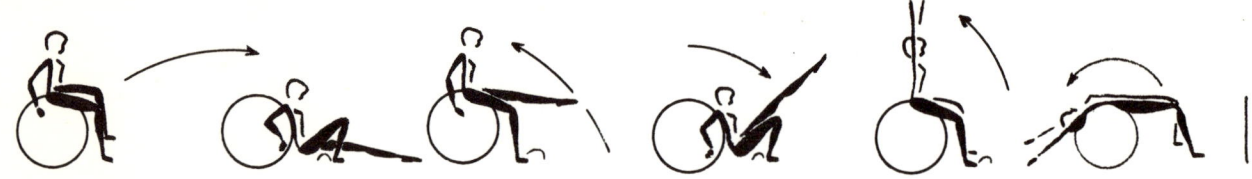

40

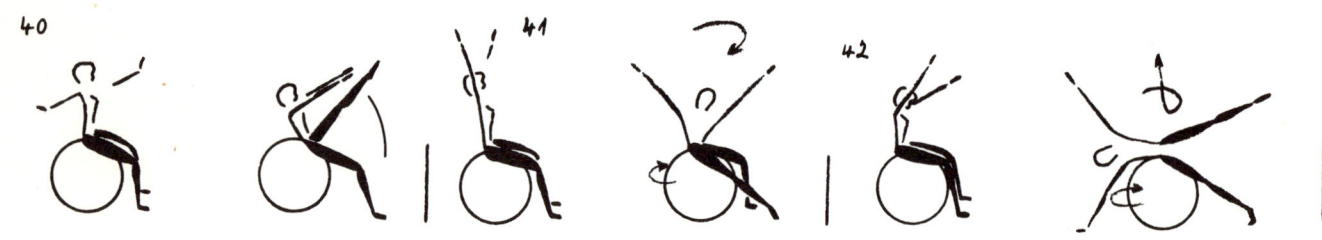

8

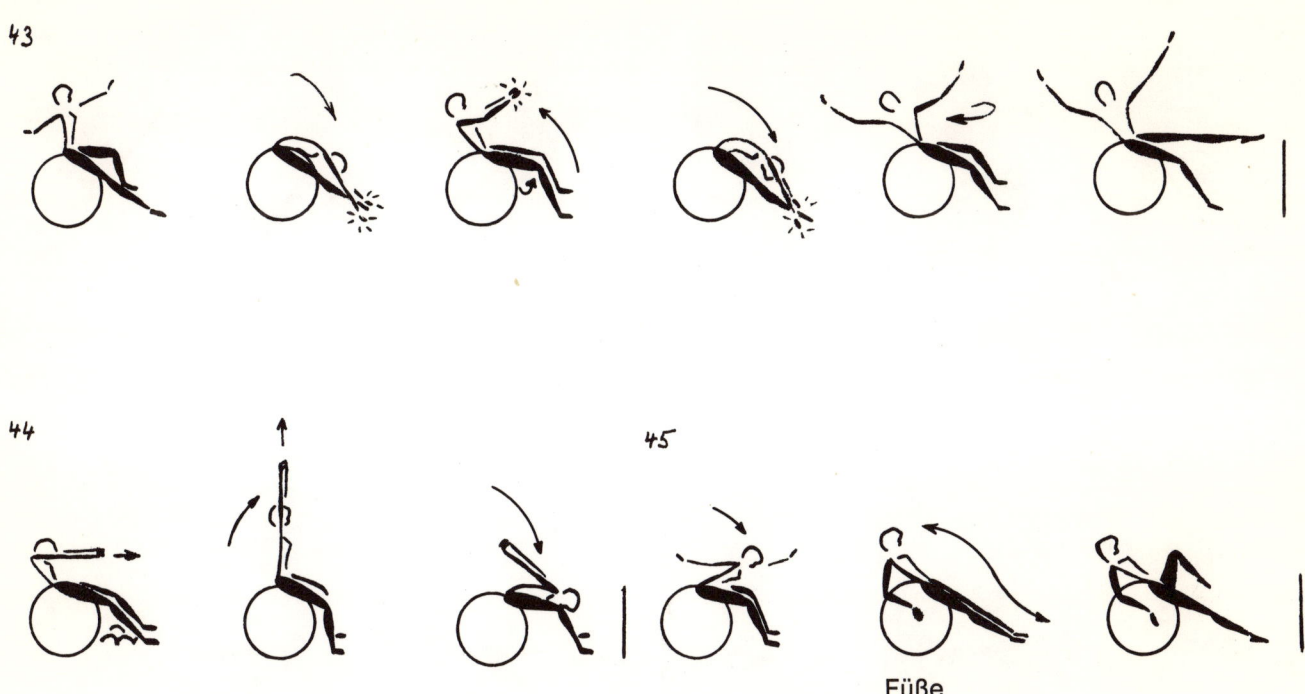

Füße gleiten lassen

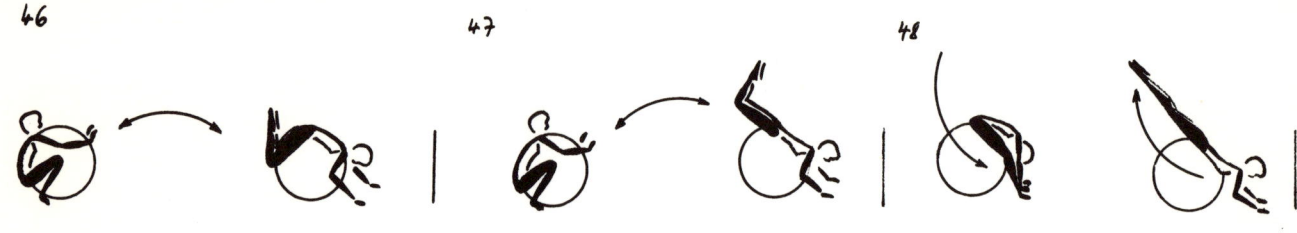

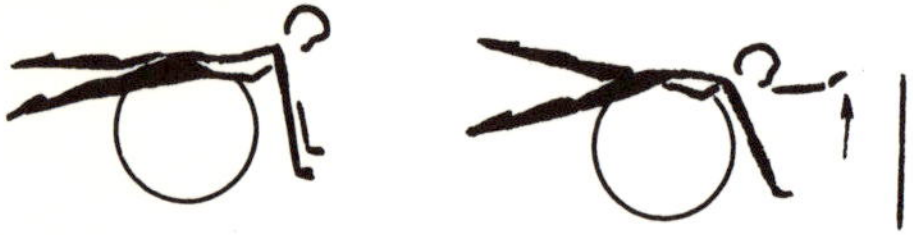

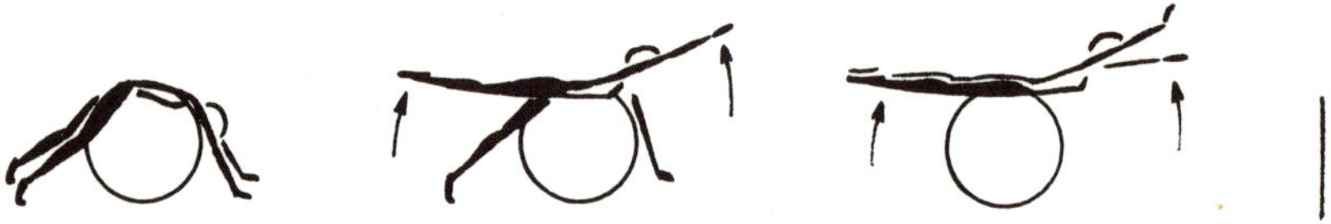

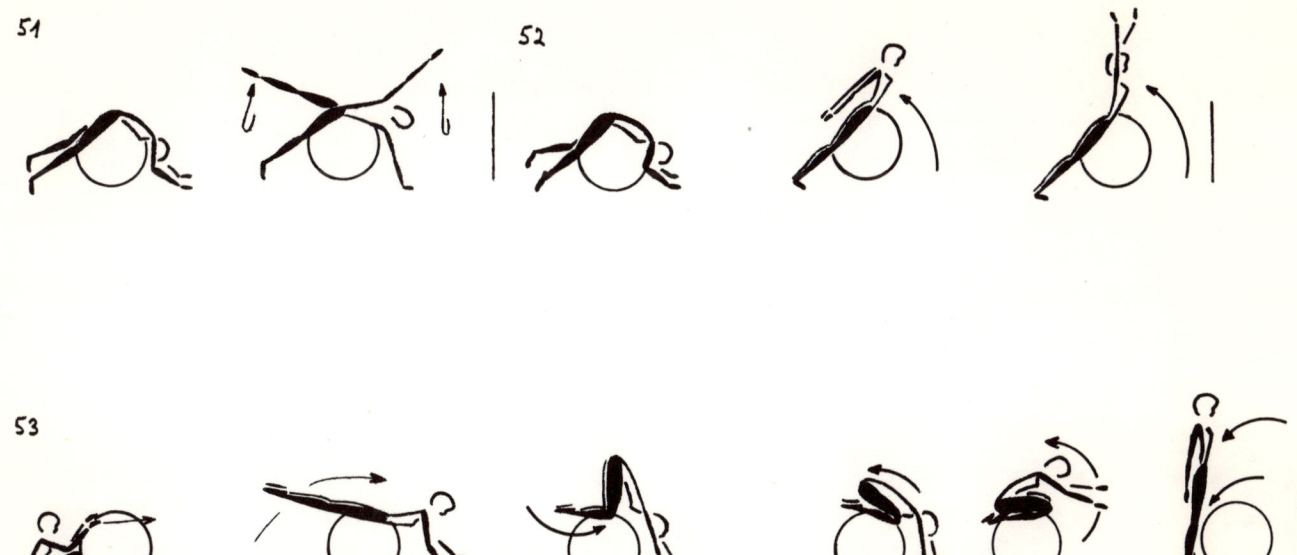

54

 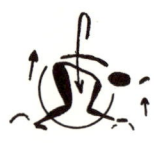 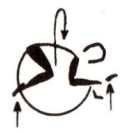

Kleine Schrittchen vorwärts, den Ball mitdrehen

55

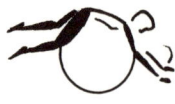 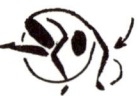 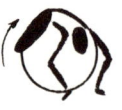

Beine frei, Hände in der Kreisrichtung ca. 45° aufstützen und Rumpf mit Beinen kräftig nachziehen.
(Ball mitdrehen, es entsteht ein Geräusch der „Schritte im Schnee".)

56

 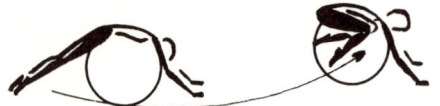

57

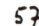 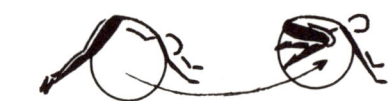 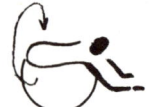 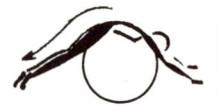

58

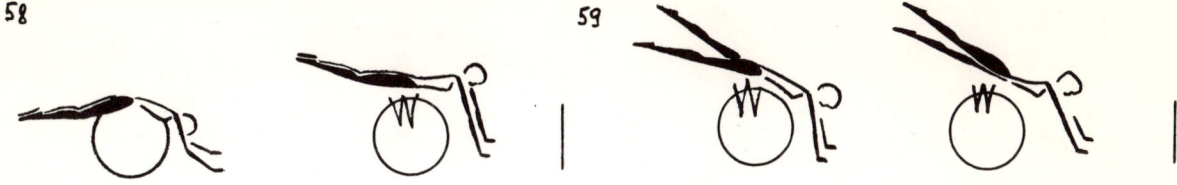

59

60

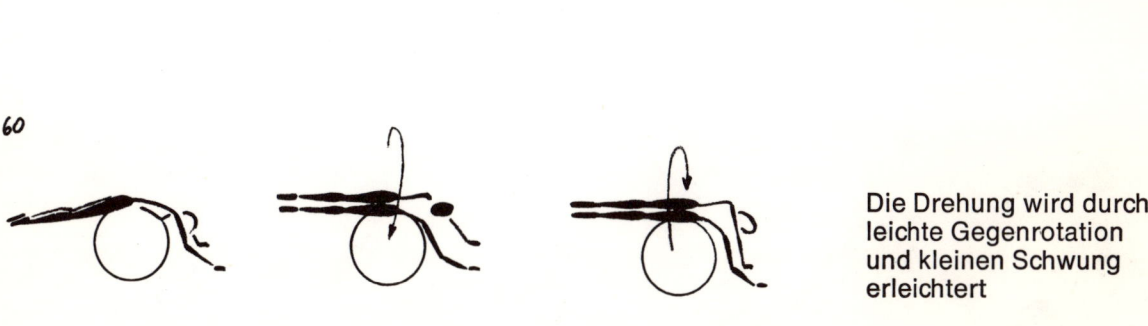

Die Drehung wird durch
leichte Gegenrotation
und kleinen Schwung
erleichtert

61

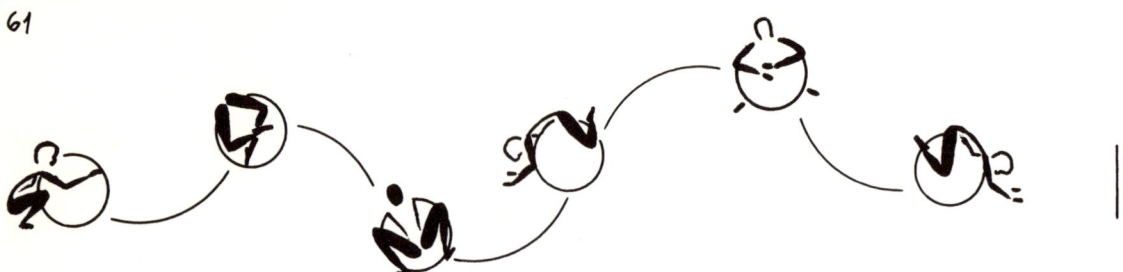

62

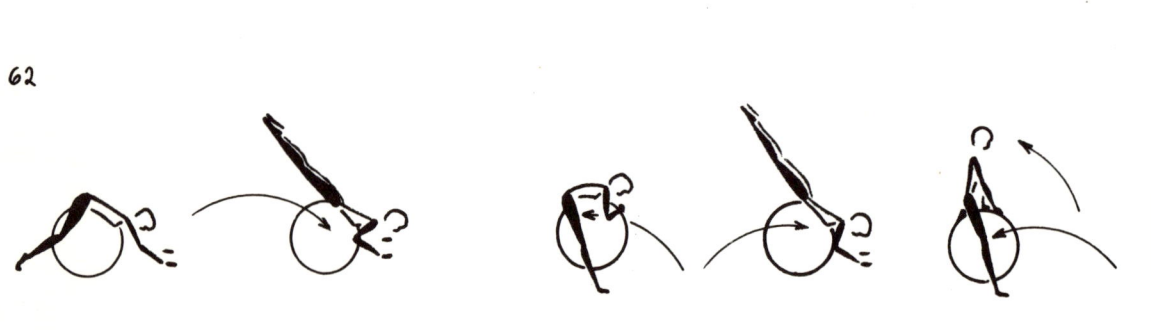

63

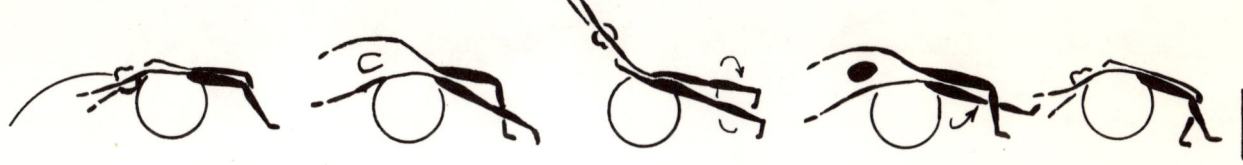

Ganze Drehung

Beim Drehen über die Seite das untere Bein untendurch ziehen und breit abstellen.

64

 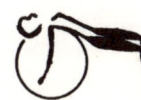 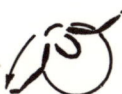 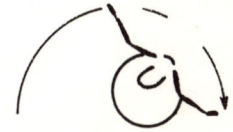 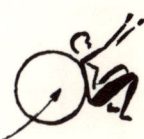

Rumpfkreisen

65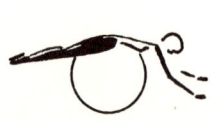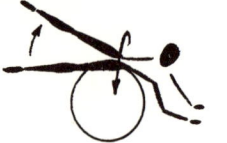

Aufdrehen mit Abduktion
Beim Zurückdrehen Beine schließen

66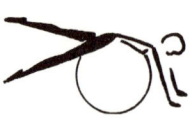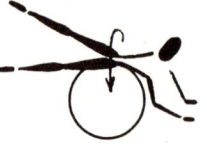

Beine immer abduziert

67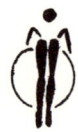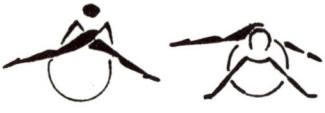

von hinten gesehen und von vorne

Rotation — Beine scheren, beim Wechsel
Beine schließen und senken

68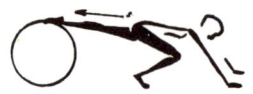

mit Beinwechsel

69

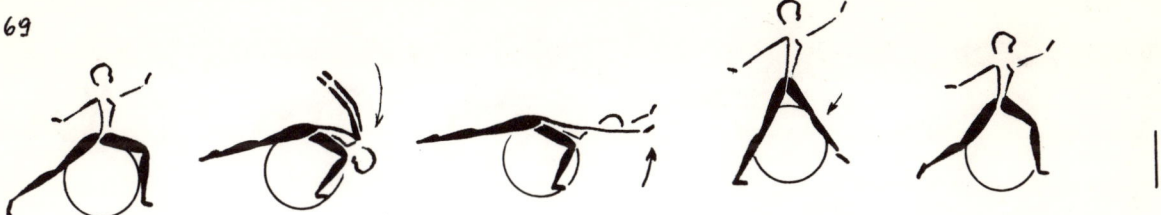

Beine fixieren den Ball

70

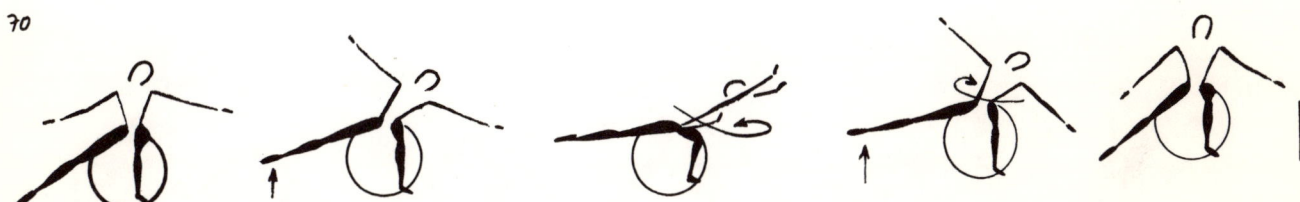

Abduktion: (keine Hüftflexion)

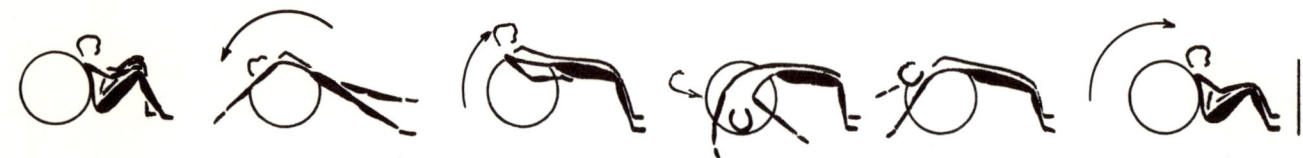

Lateroflexion

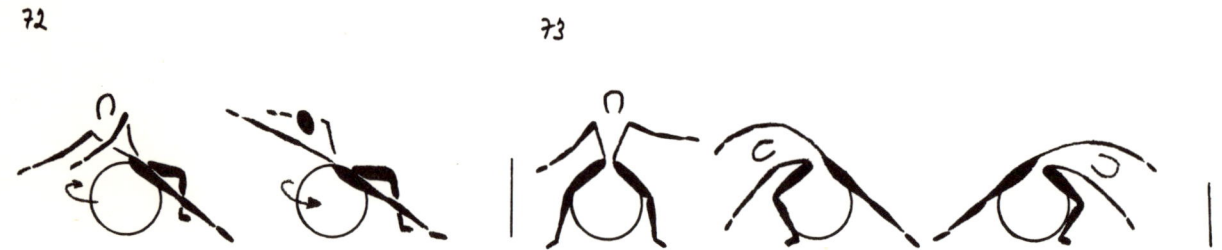

74

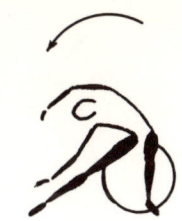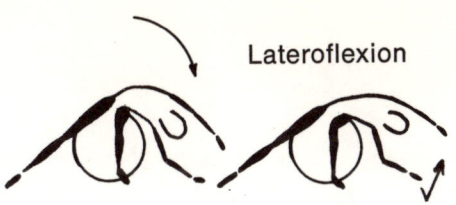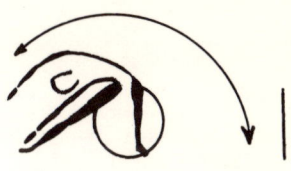

Beinabduktion
ohne Hüftflexion

Lateroflexion

mit Aufstützen und Abstoßen
mit der Hand leicht federn

Wegstoßen – ausholen
direkt zur Gegenseite

75

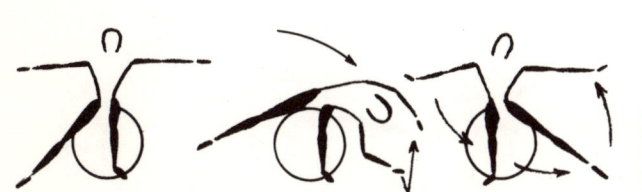

Abduktion
ohne Hüftflexion

76

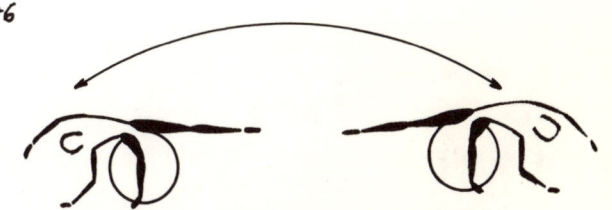

a) mit Abstoßen und großem Schwung
 ohne Unterbruch zur Gegenseite
 Beine schnell wechseln
b) langsam mit Zug

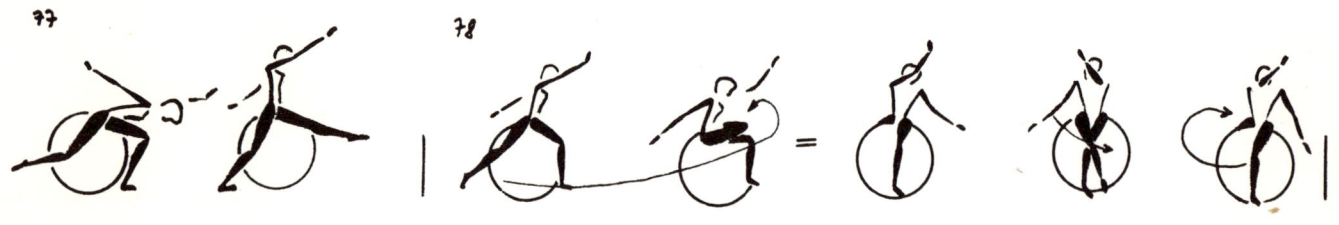

Von der Seite gesehen   Von vorne gesehen

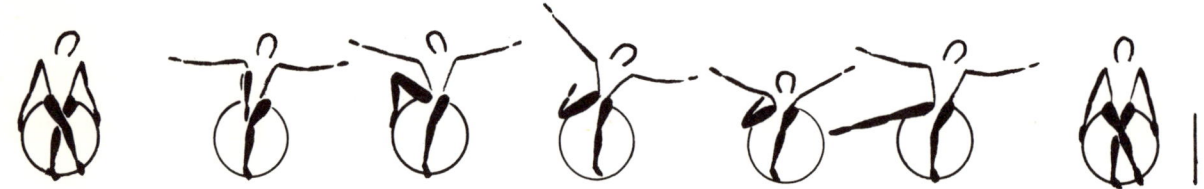

80

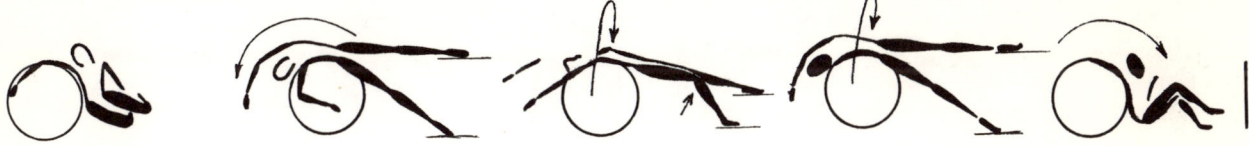

Mit beiden Füßen kräftig abstoßen und mit der Rumpfseite aufrollen

81

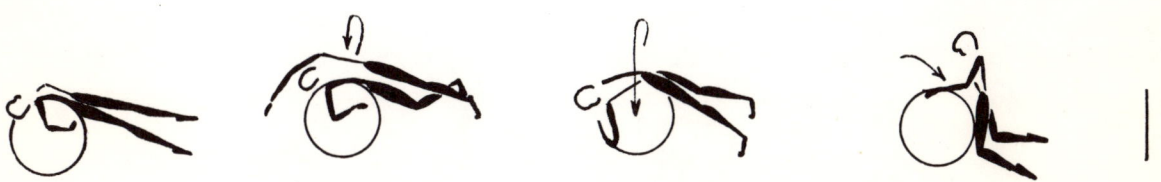

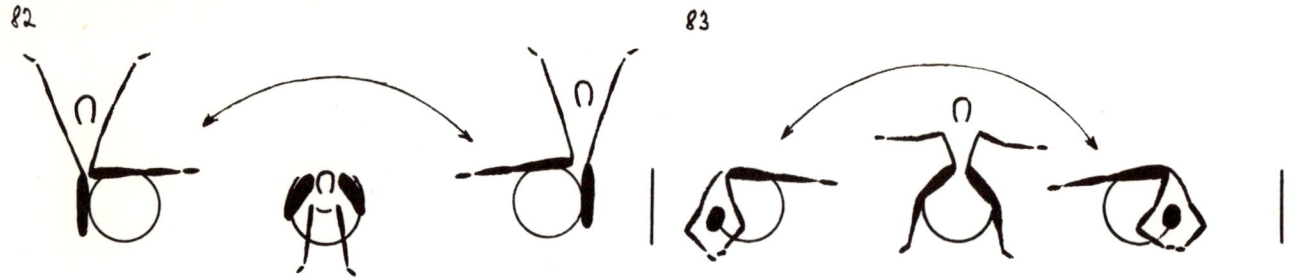
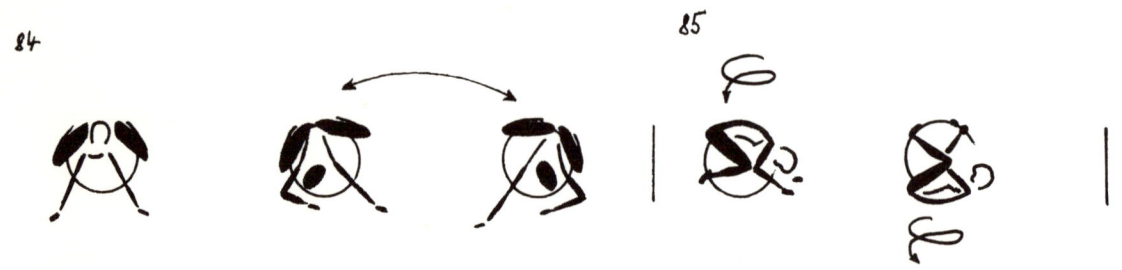

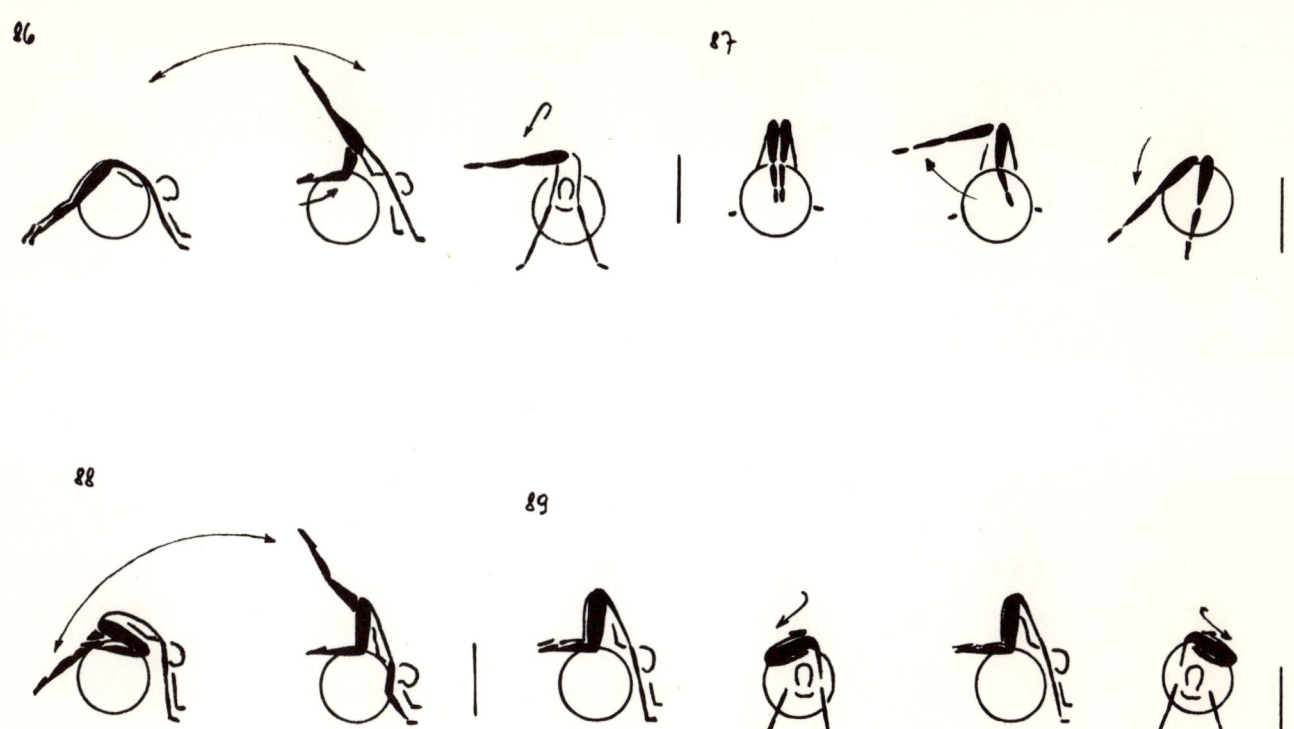

90

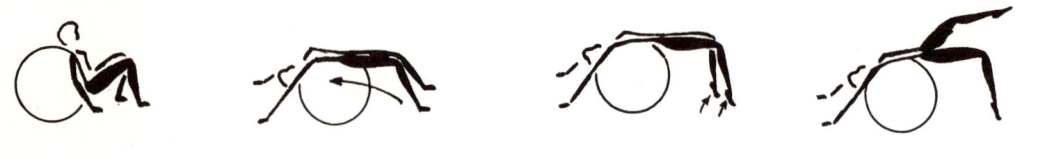

91

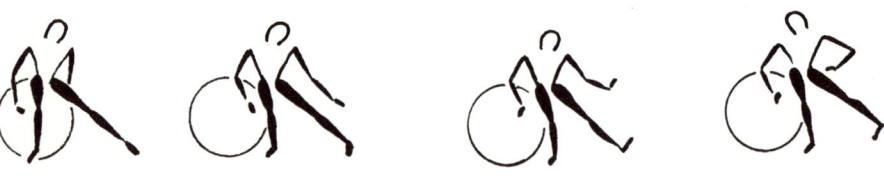

Durch starke Innen- und Außenrotation, verbunden mit vorwärts- und rückwärtsrollen des Balles wieder zurückkommen

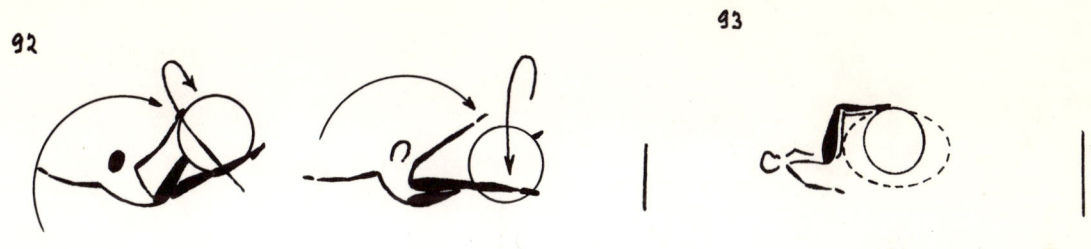

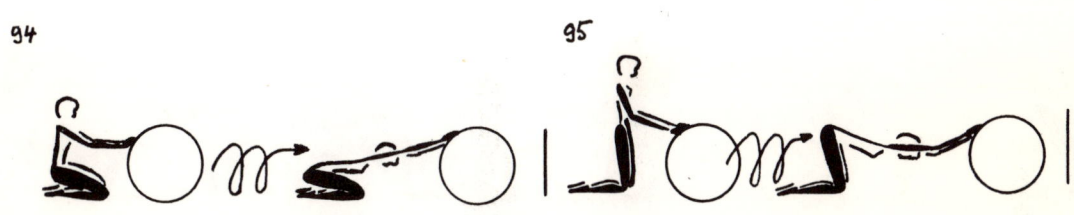

25

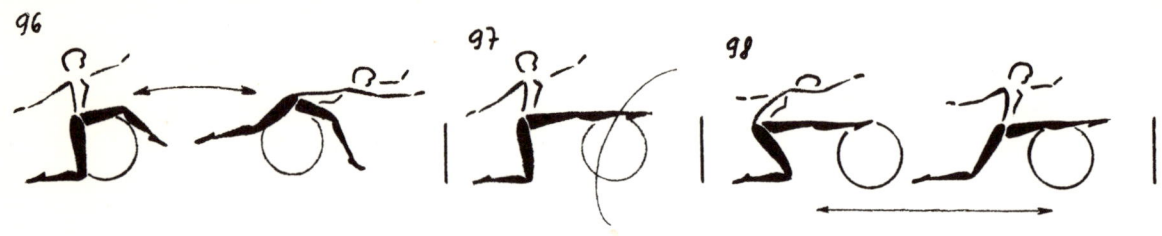
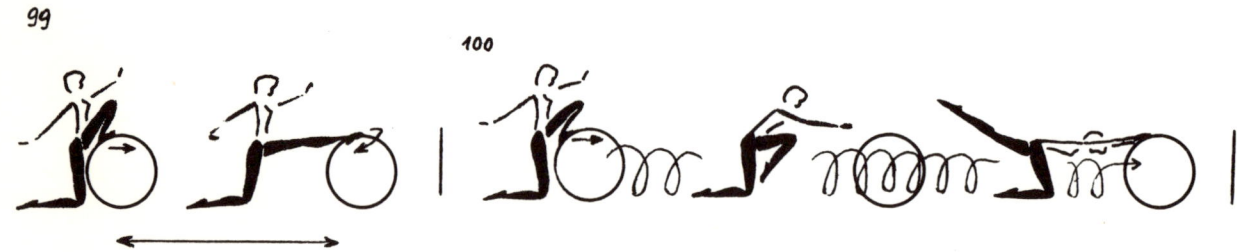

101

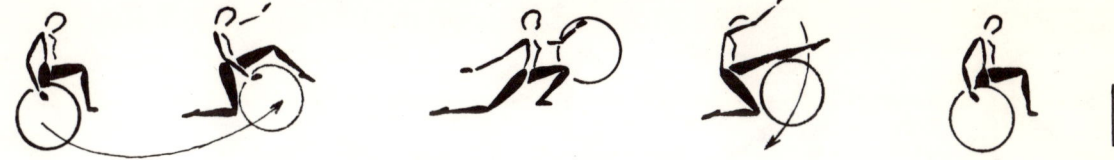

Gewicht nach hinten und nach vorne.
Einmal gebeugtes, einmal gestrecktes Bein hoch

102   103

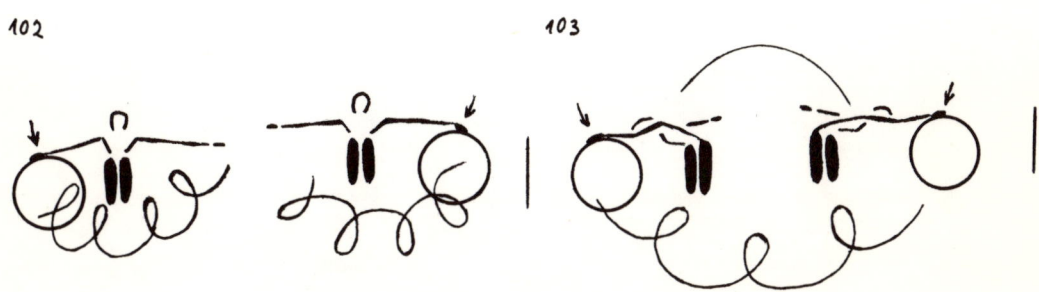

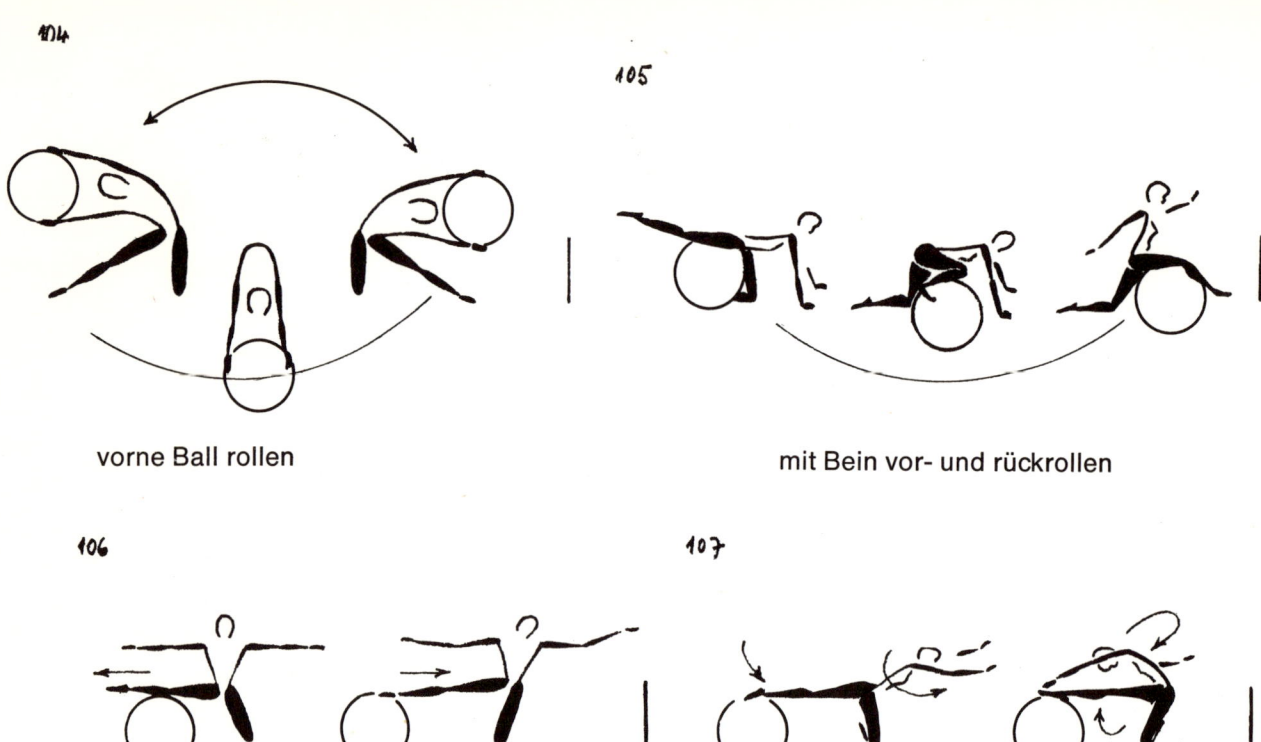

104

vorne Ball rollen

105

mit Bein vor- und rückrollen

106

107

108 109

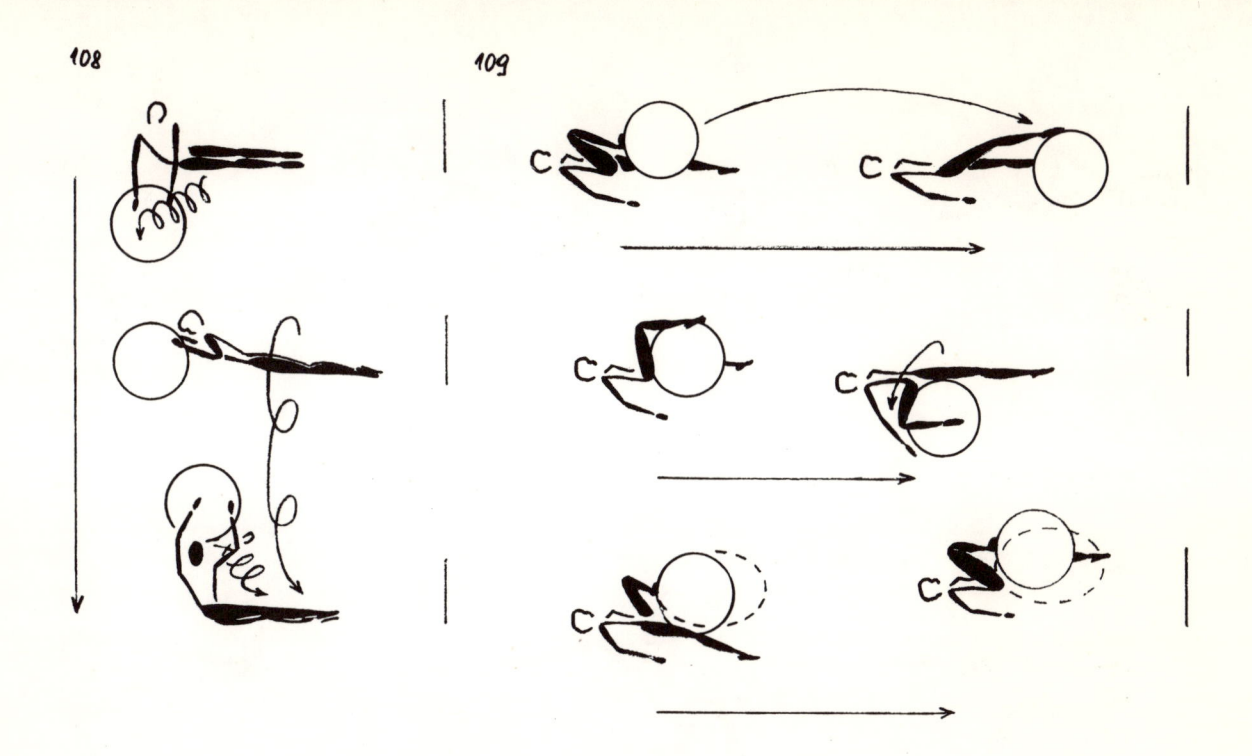

29

110

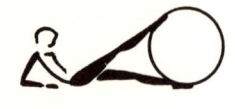

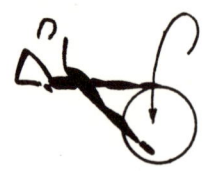

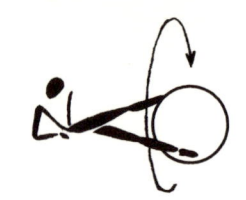

Über den Fuß rollen – nicht den Ball tragen!

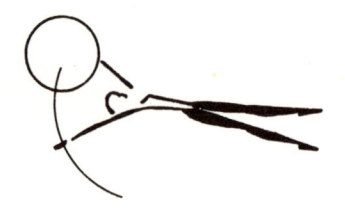

111

Über die Hand rollen – nicht den Ball tragen!

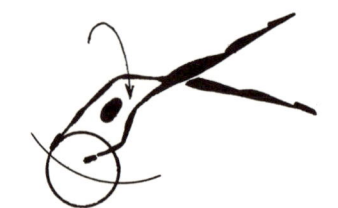

Über die Rotation hoch in den Sitz und genauso zurück

112

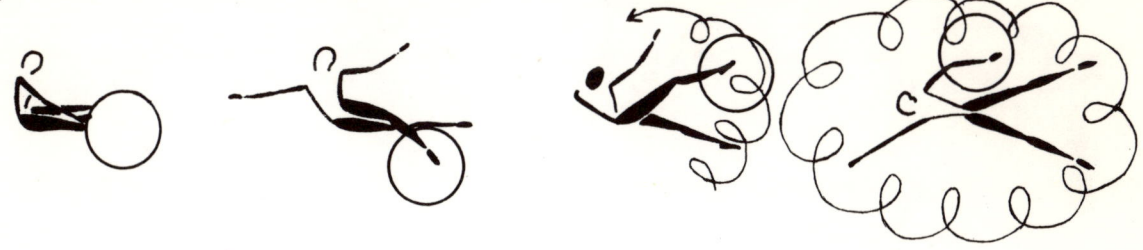

Die letzten zwei Übungen verbinden — ohne Aufstützen der Hände. Der Ball wird während des ganzen Ablaufs am Boden gerollt.

113   114   115

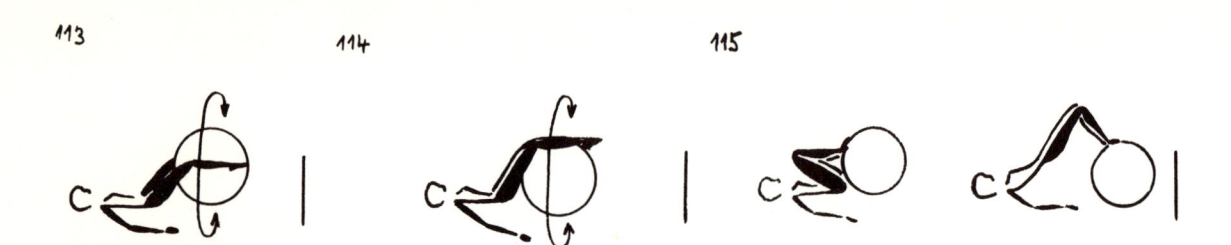

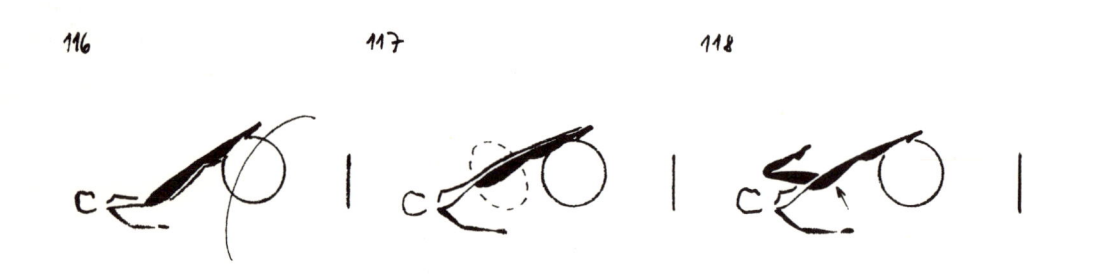

116   117   118

32

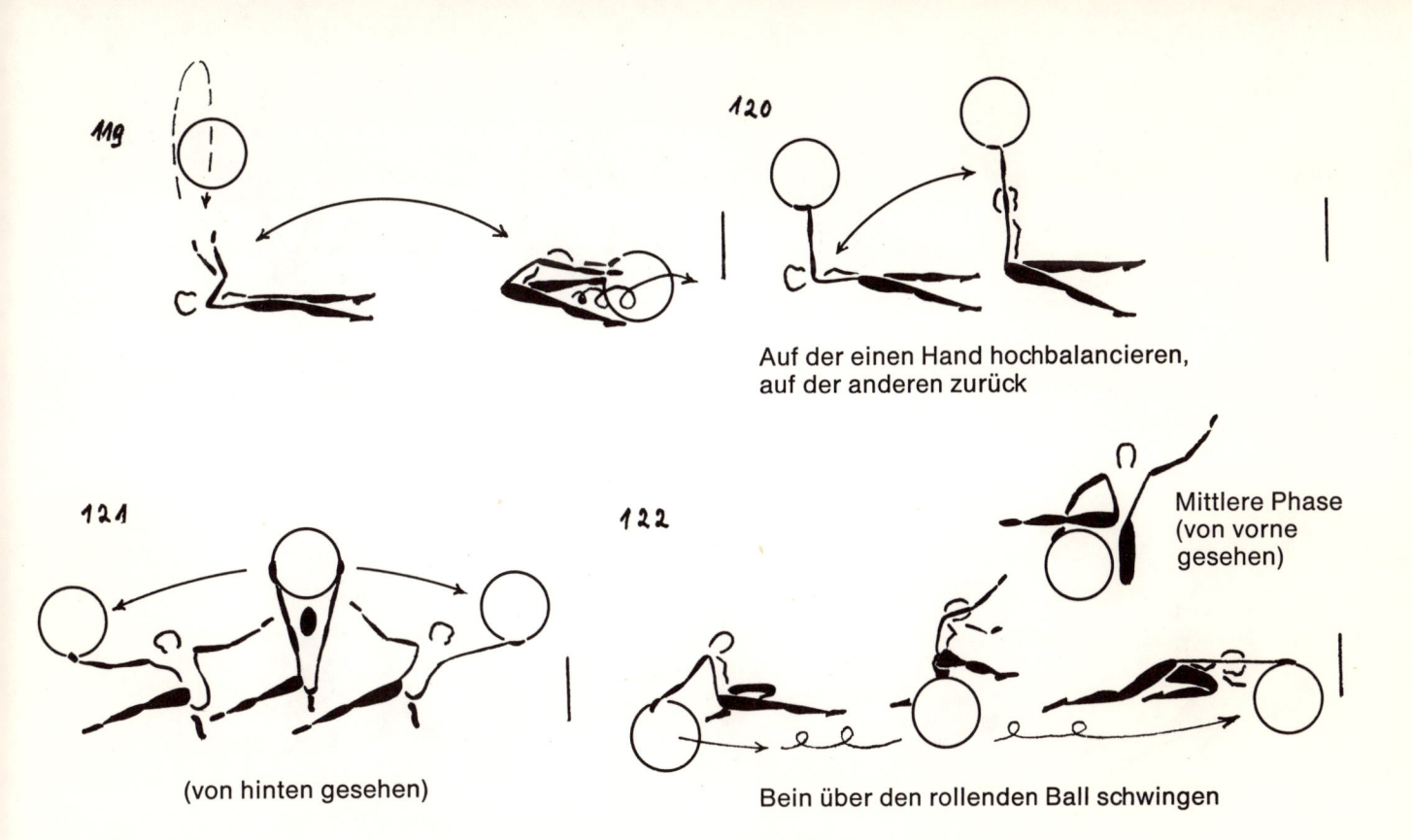

119

120

Auf der einen Hand hochbalancieren,
auf der anderen zurück

121

(von hinten gesehen)

122

Mittlere Phase
(von vorne
gesehen)

Bein über den rollenden Ball schwingen

33

123

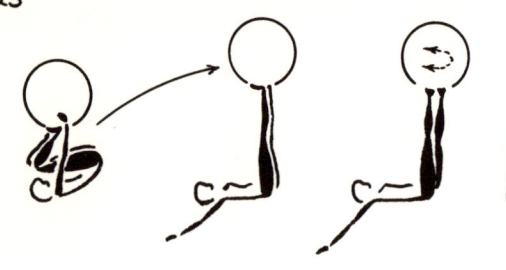

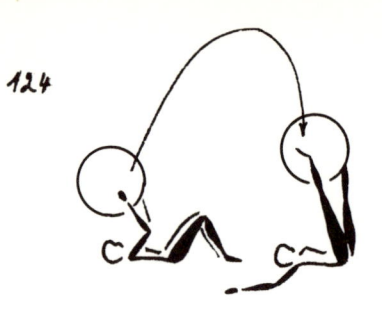

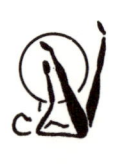

124

Mit kräftiger Beinadduktion fangen,
mit Abduktion in die Hände fallen lassen.

125

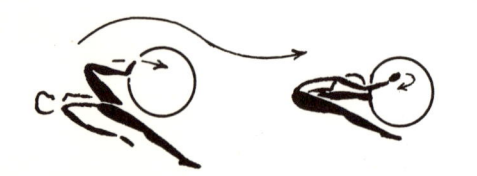

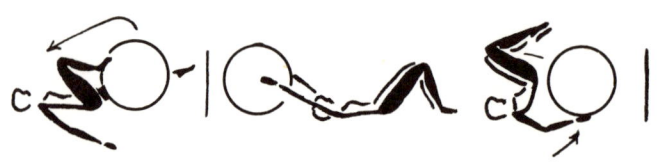

126

Um sich herum rollen

127

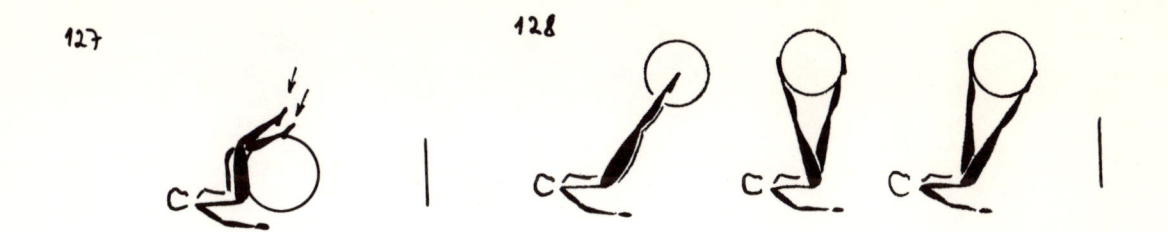

Kräftig und schnell
mit den Fersen schlagen

128

129

35

130

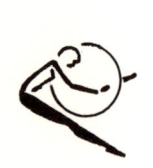

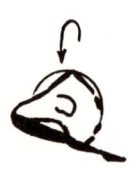

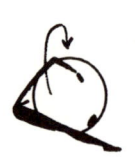

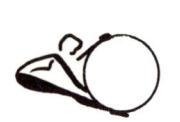

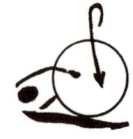

131

Beine weit auseinander
Ball liegt auf einer Handfläche
in der Mitte der Fersenlinie

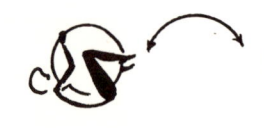

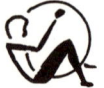

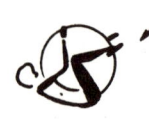

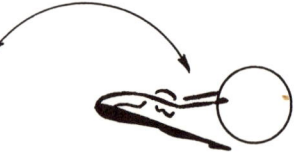

132

133

134   135   136

137   138

139

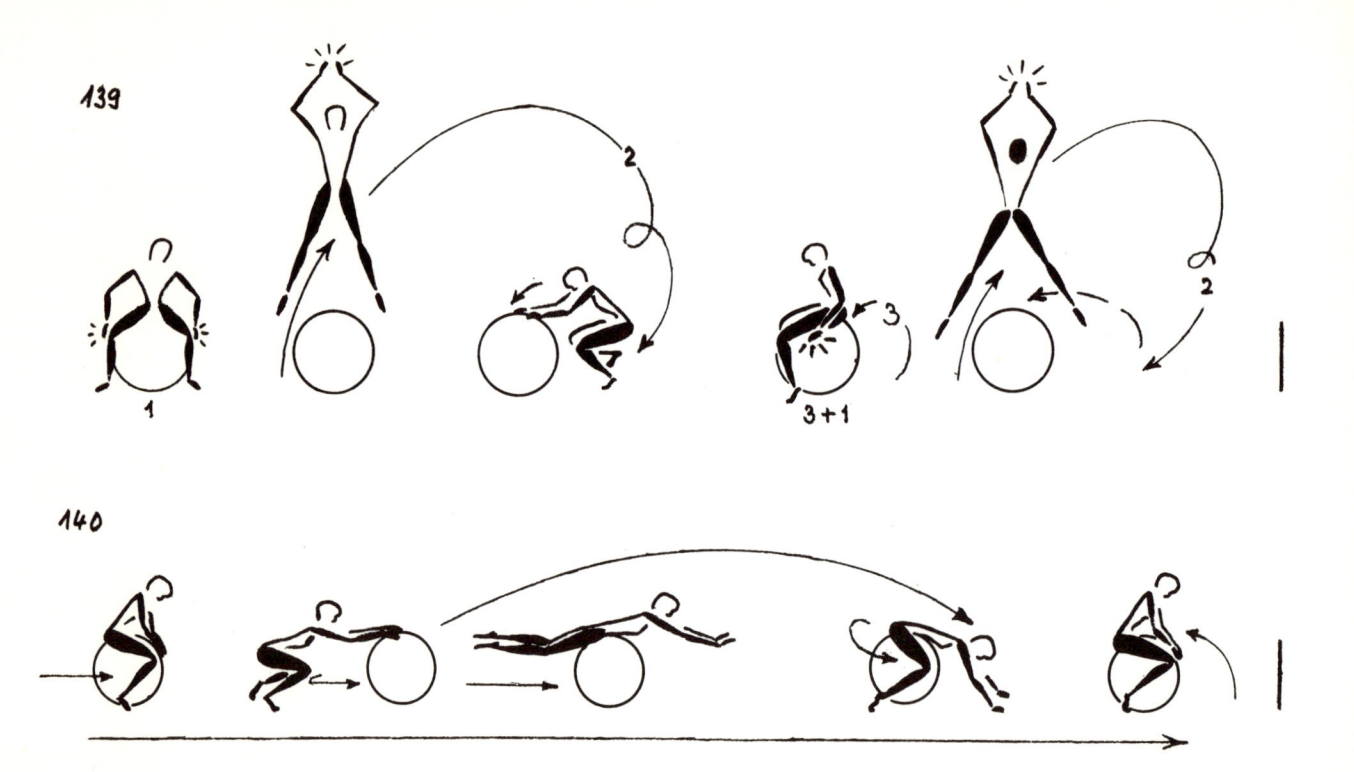

140

141

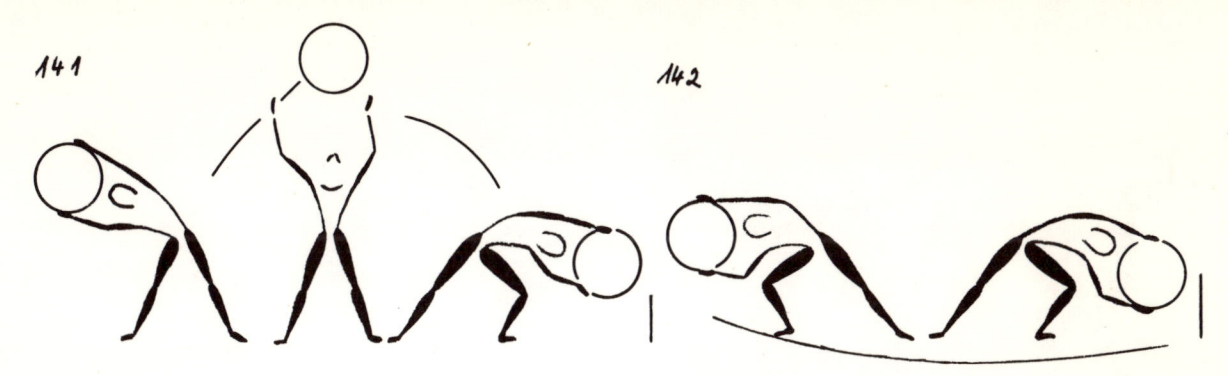

Flankendehnung

142

Im Halbkreis rollen und in die Lateroflexion aufdrehen

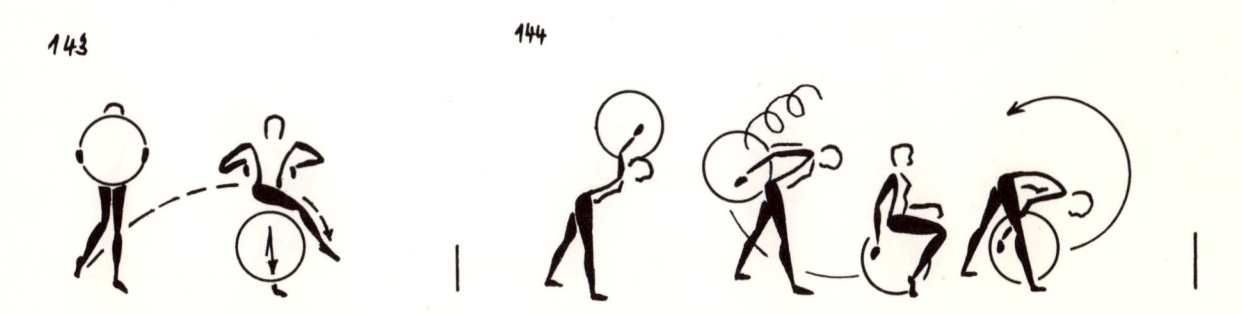

143

Ball prellen, Bein darüberschwingen

144

145

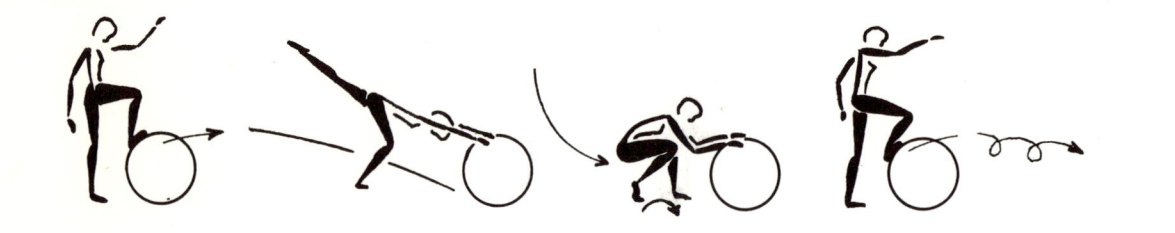

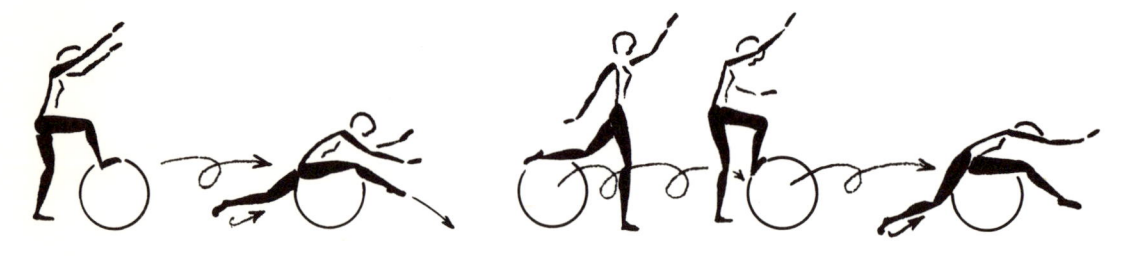

146

Riesenschritte — über den Ball gleitend

Hier eventuell eine Drehung und zurück

40

ÜBUNGEN MIT 2 BÄLLEN

147

148

149

150

Seitwärts vom Ball auf Ball rollen,
den bereits überrollten Ball wieder
in die Rollbahn steuern

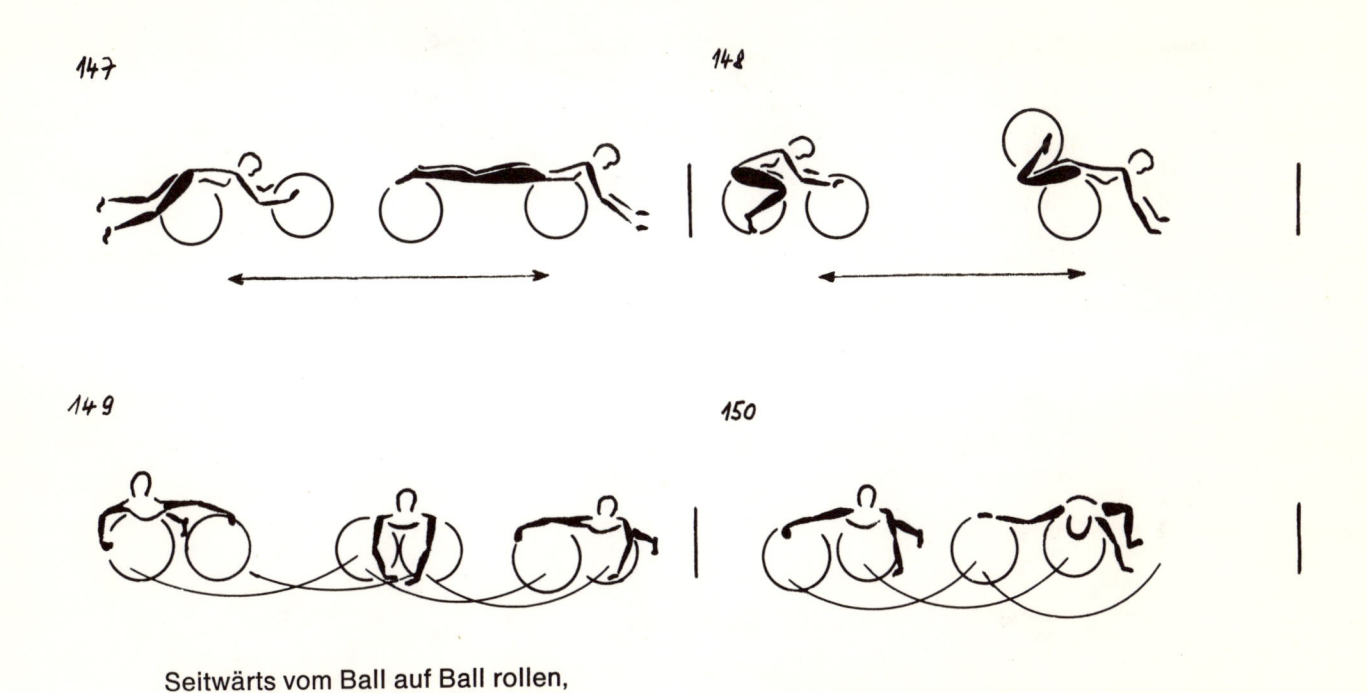

— mit Drehen über Seiten- und Rückenlage

151

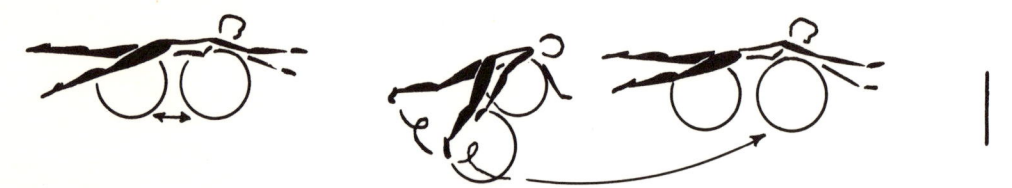

Auf 2 Bällen rollen, den hinteren Ball immer nach vorne mit Hand und Bein holen. Das gleiche rückwärts. — Die Bälle müssen zum Rollen einen kleinen Abstand haben.

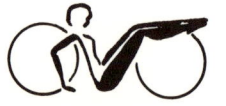

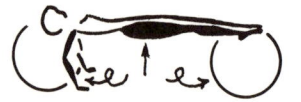

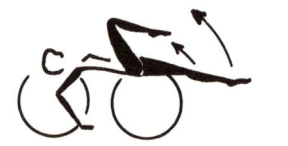

152

153

154

Synchron prellen
und hüpfen — am Ort,
ringsherum, vor usw.

155

vor und zurück

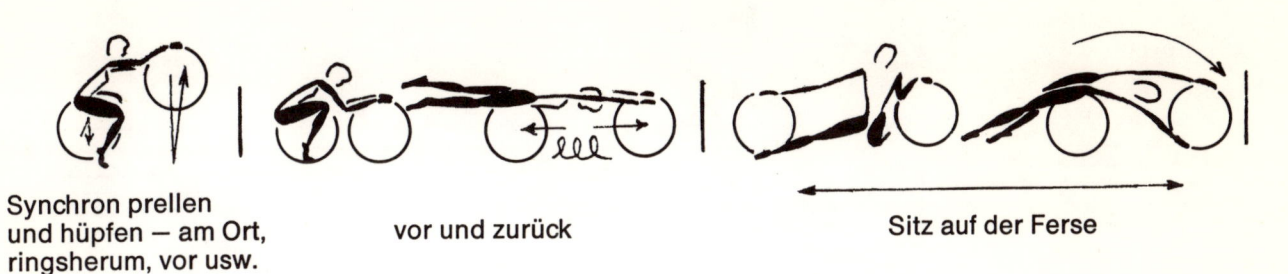

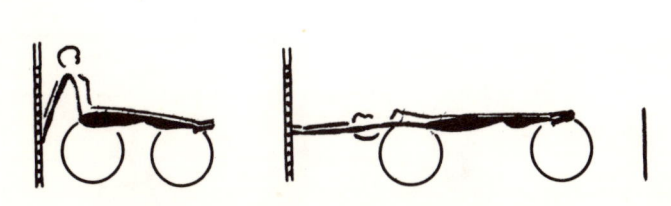

156

Sitz auf der Ferse

157

Langsam vor und zurück rollen —
Hände fassen die Sprosse von oben

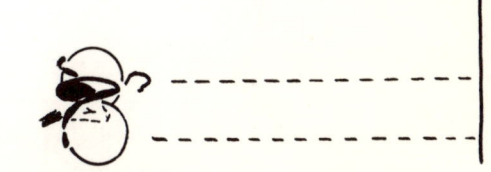

158

Bälle kräftig gegen die Wand stoßen,
auch rückwärts

ÜBUNGEN AN DER SPROSSENWAND

159 160

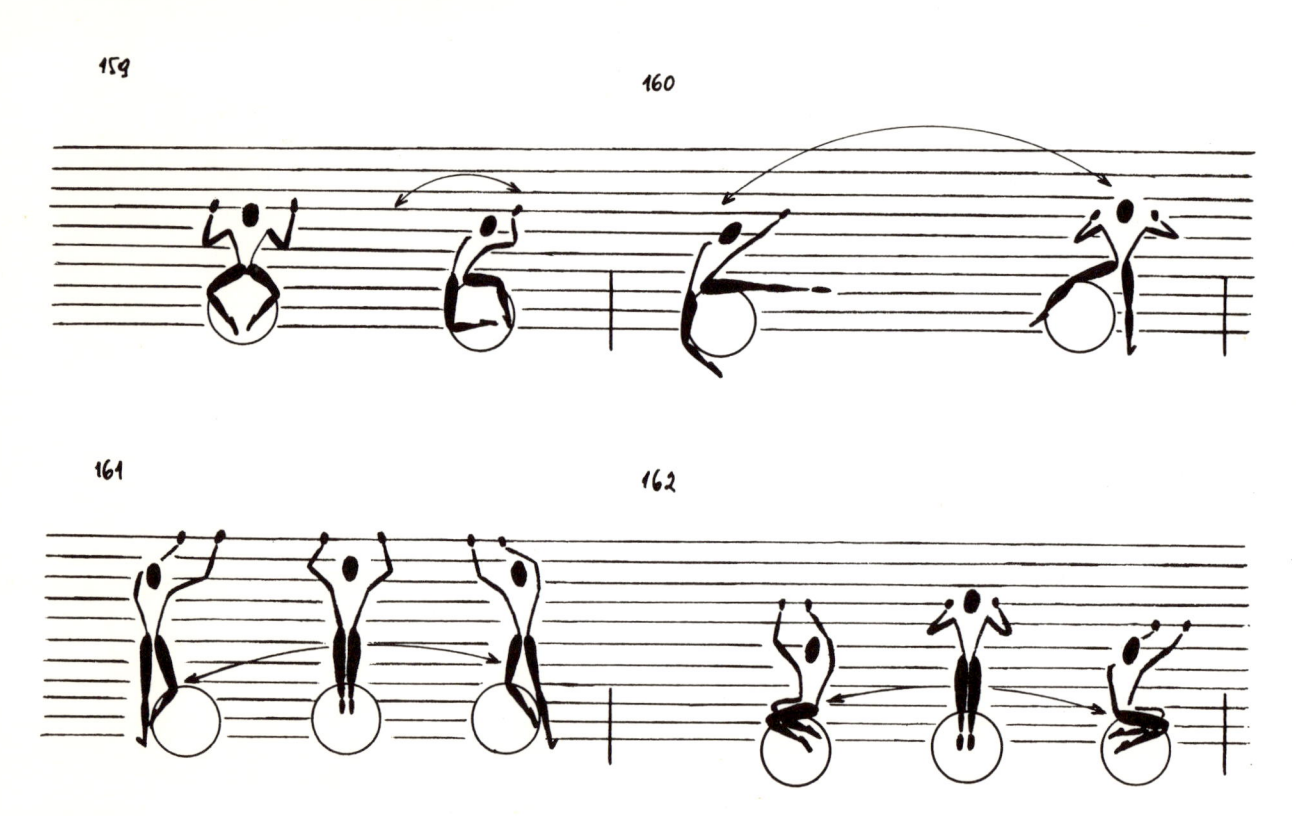

161 162

44

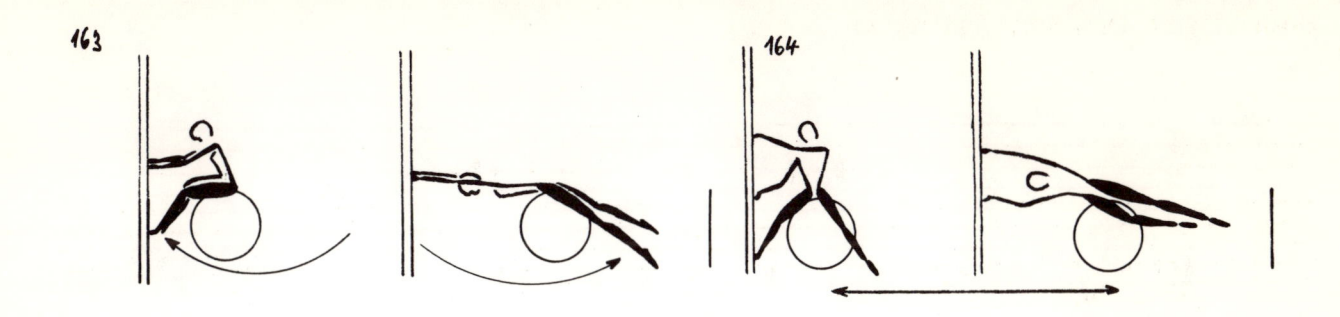

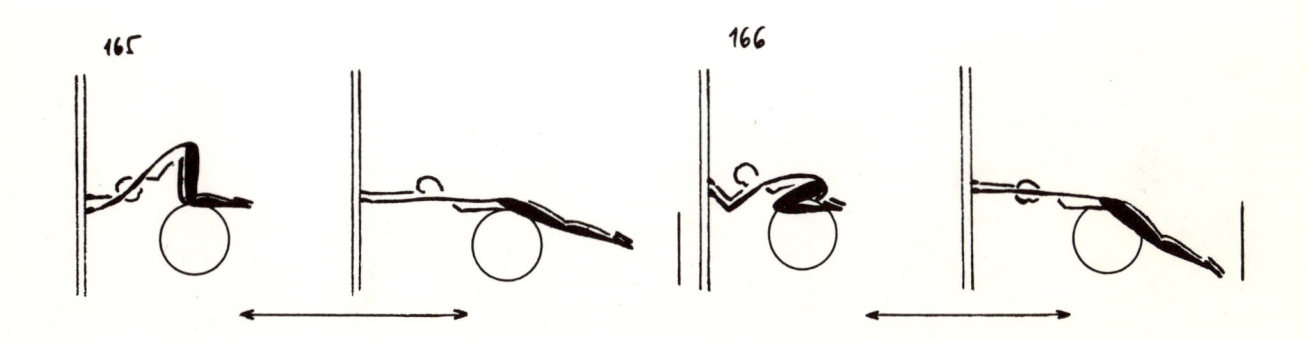

163

164

165

166

167 168

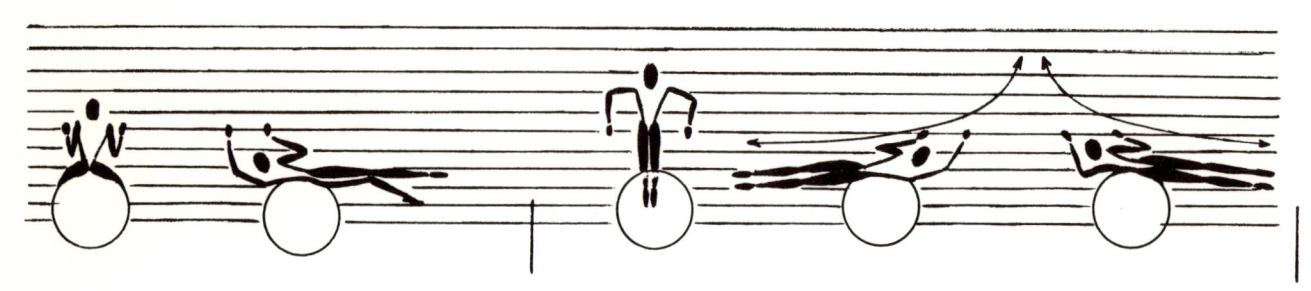

Ca. 50 cm Abstand von der Sprossenwand

169 170

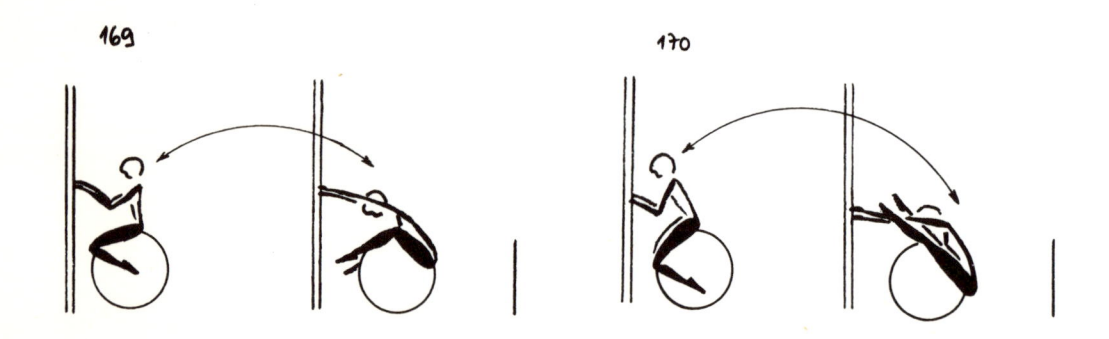

171

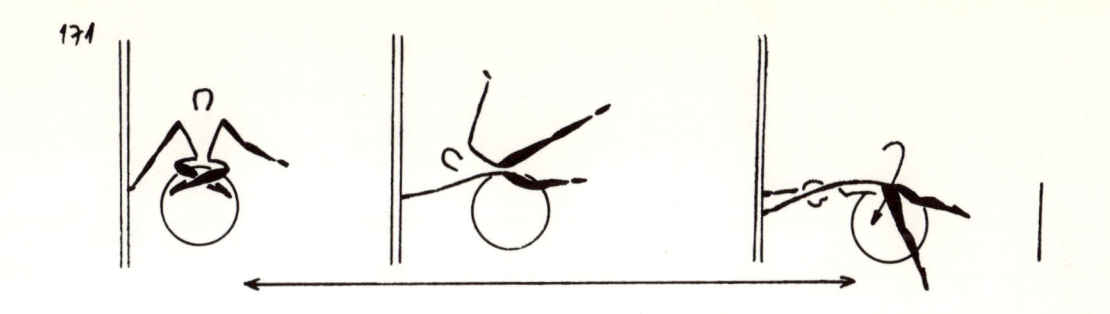

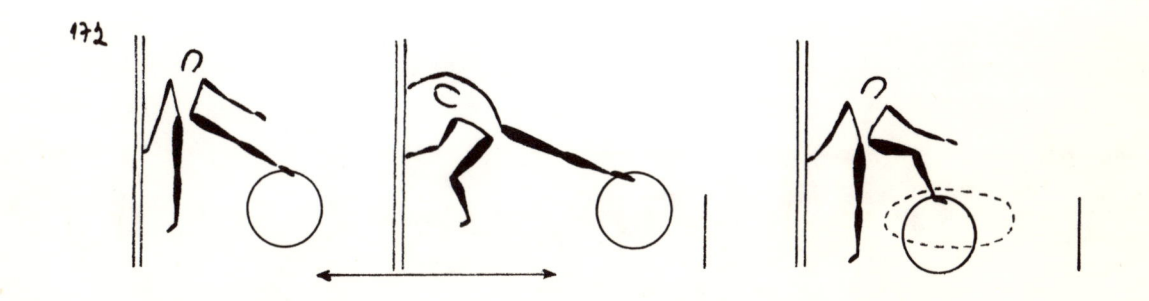

172

47

PARTNERÜBUNGEN

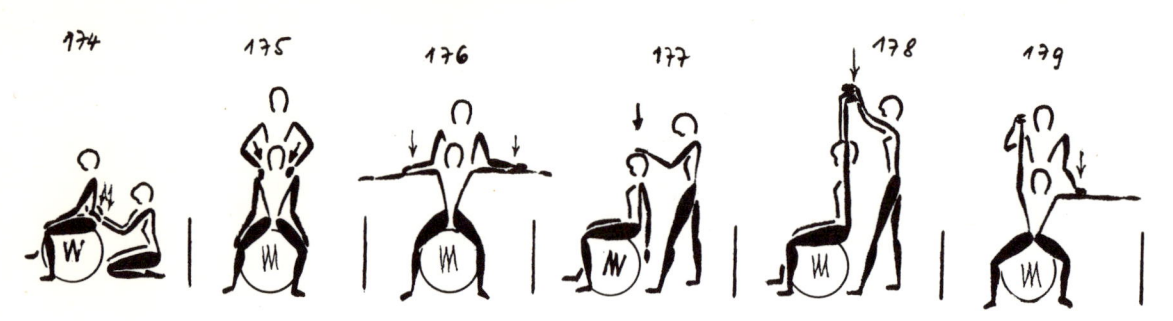

174   175   176   177   178   179

Lockerndes Federn des Partners:

symetrisch × asymetrisch
synchron × asynchron

180   181   182   183   184

Reihe oder Kreis

am Ort und
ringsherum

Mit leichtem Sprung auf dem Ball
des Partners landen
(Zwischensprung)

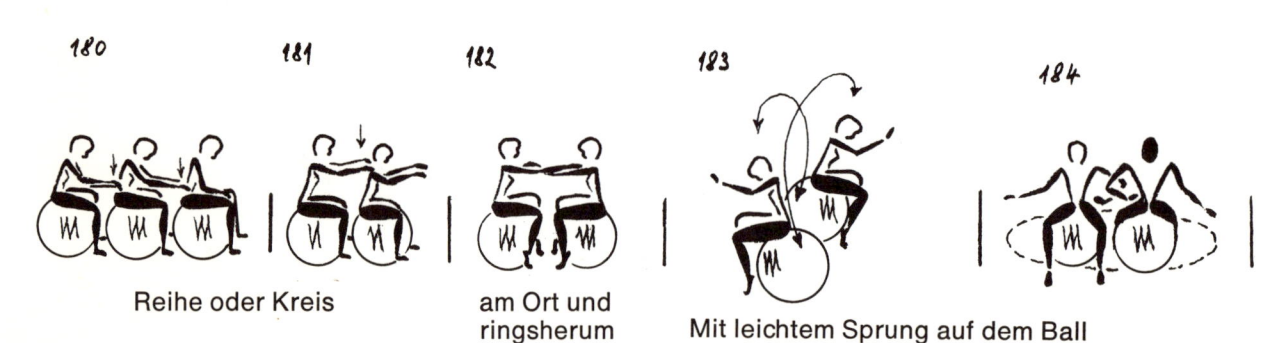

Andere Kombinationen von leichtem Druck und Zug

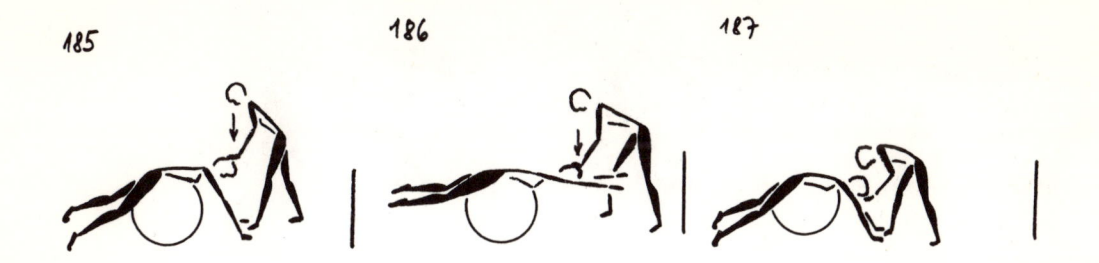

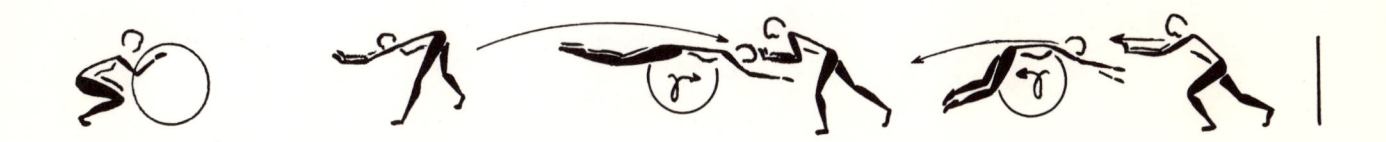

185

186

187

188

49

189 190 191

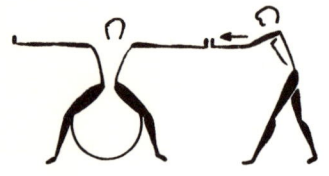

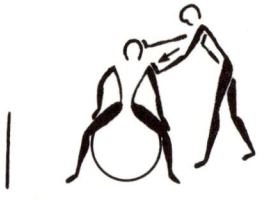

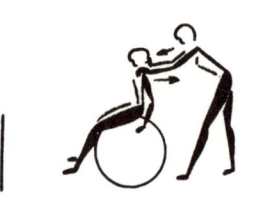

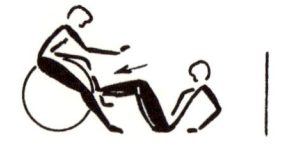

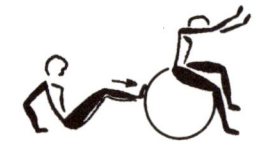

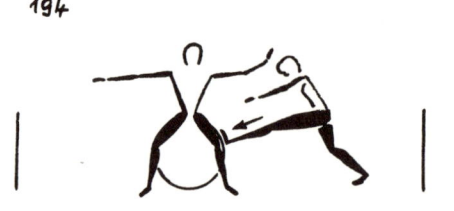

192 193 194

50

195 196 197

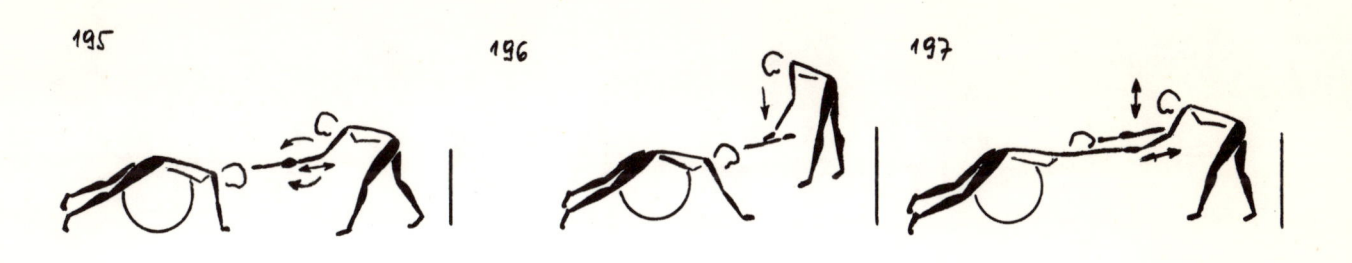

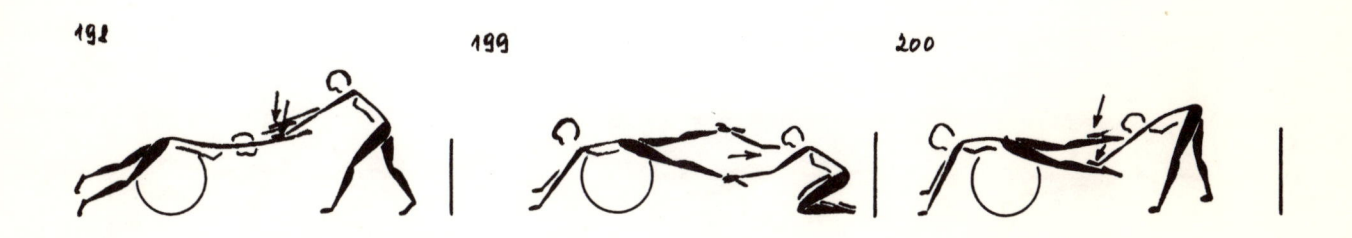

198 199 200

51

201 202 203

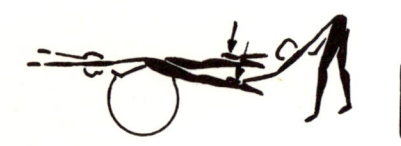

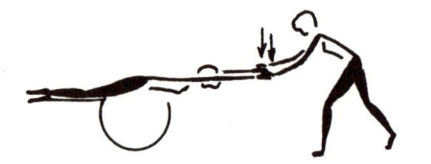

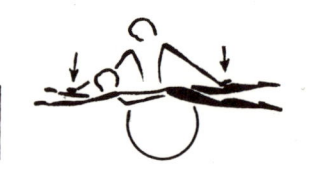

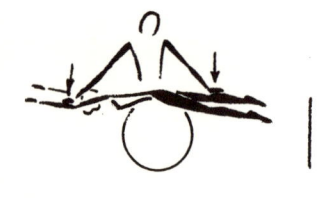

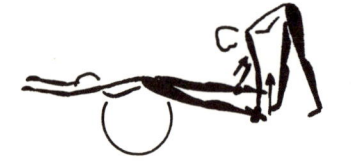

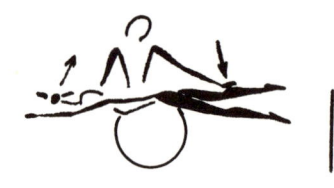

204 205 206

207

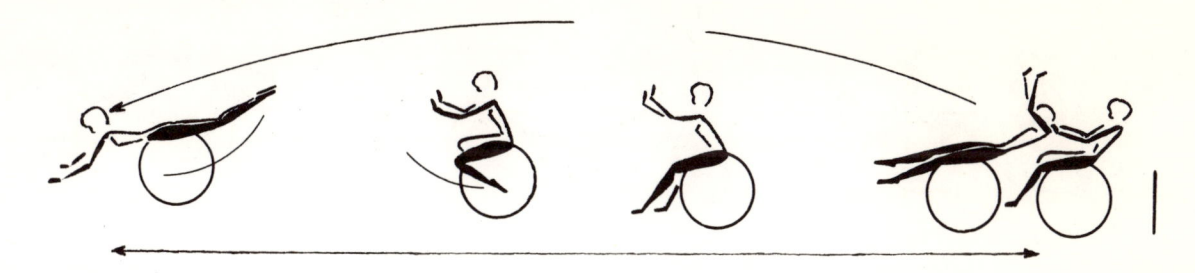

Beim Rückweg vorne mit den Händen abstoßen

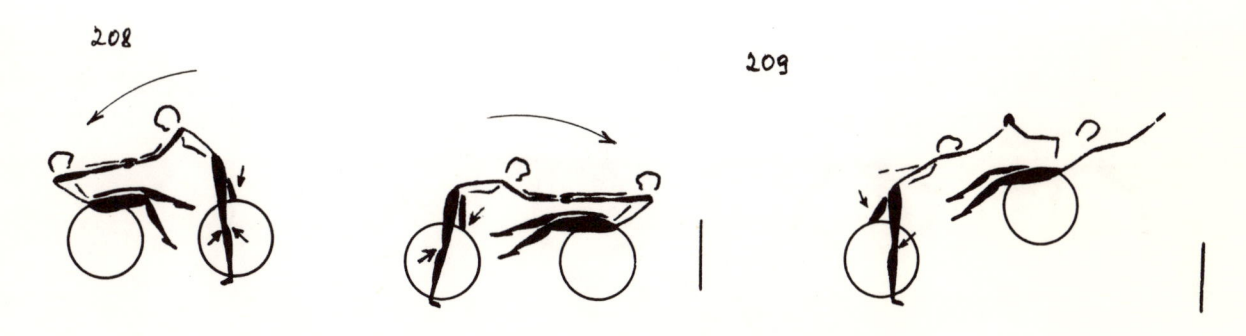

208 209

„Haltendes Hinstoßen" — beim Wechsel den Ball mit den Beinen fixieren

53

210 211 212

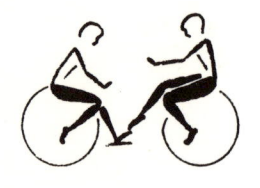

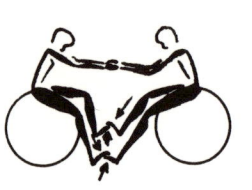

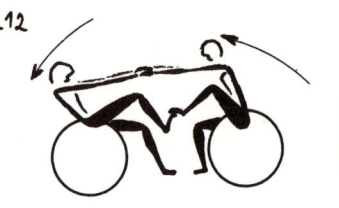

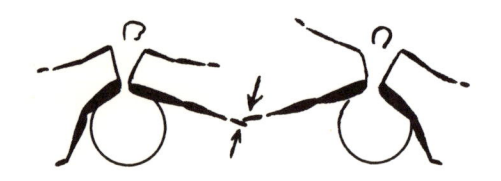

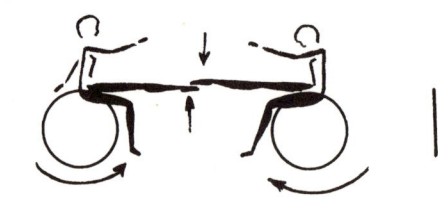

213 214

215

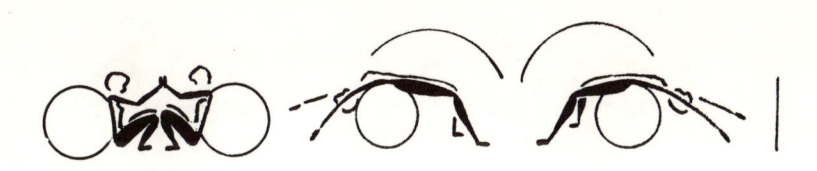

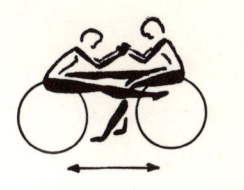

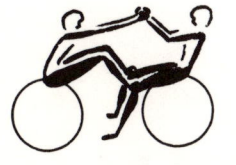

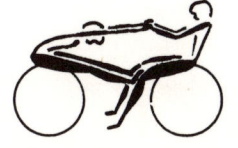

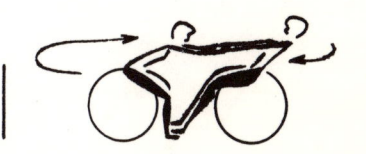

216

217

218

219 220 221

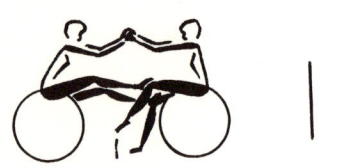

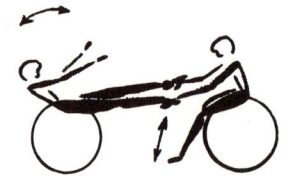

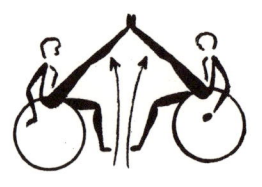

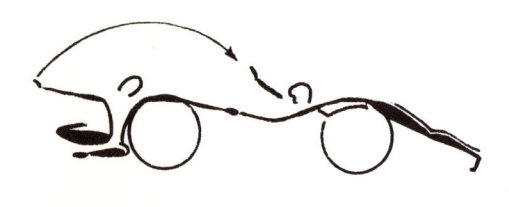

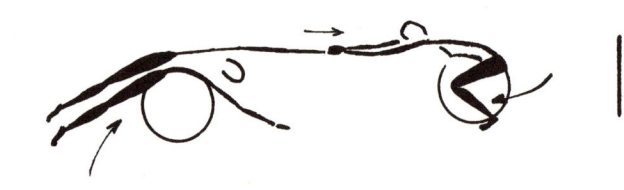

222

56

223 **224**

Zuerst den Ball leicht hochwerfen, mit Plantarflexion dem Partner zustoßen.
Partner fängt ihn mit Beinadduktion auf

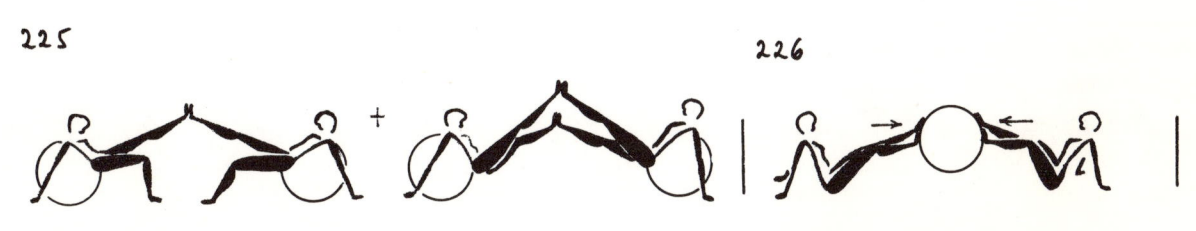

225 **226**

Beide Füße kräftig gegeneinander drücken
und Beine ab- und adduzieren

Einen oder zwei Bälle gegeneinander stemmen
(Plantar-, Dorsalflexion)

227 **228**

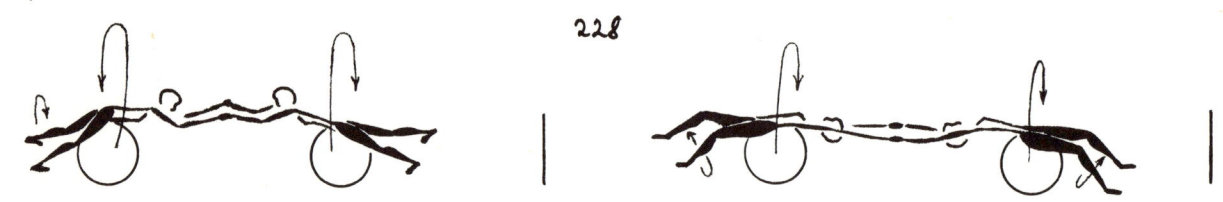

Aufeinander abgestimmt, sehr langsam in die Rückenlage und umgekehrt rollen. Beim Drehen über die Seite — das innere Bein untendurch kreuzen und mit großer Abduktion abstellen (siehe Übung Nr. 63)

229 **230**

und zurück

Kopf auf die Schulter des Partners legen und zurück

231

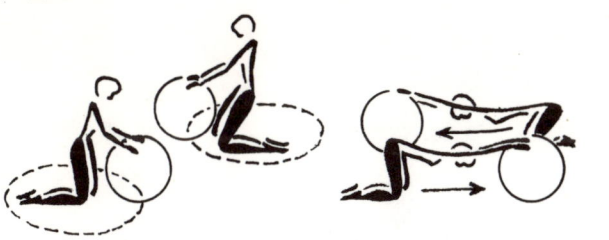

Um sich herum, dann vorwärts, dehnen und zurück rollen

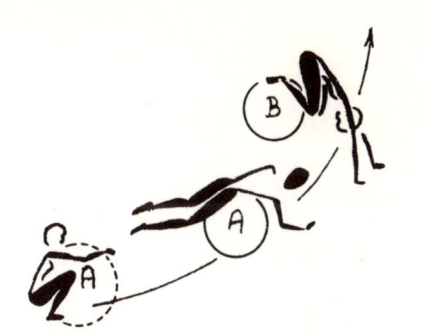

232

A rollt auf dem Ball durch das Tor von B (siehe Übung Nr. 53)

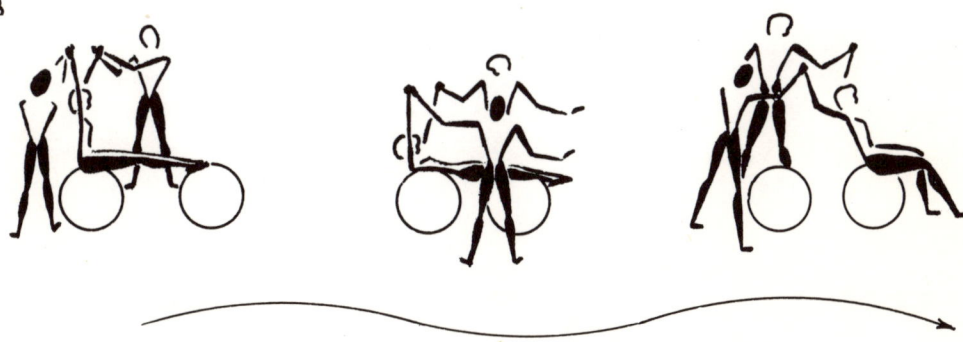

233

234   235   236

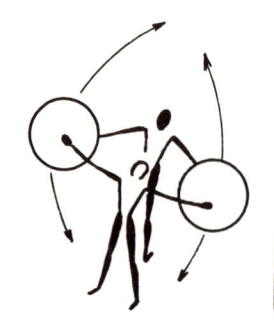

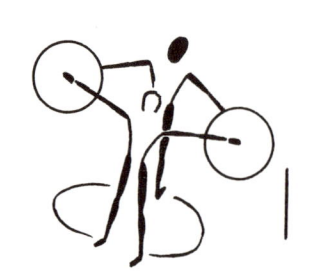

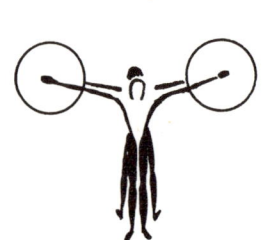

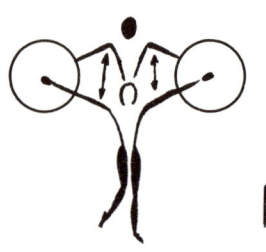

Mit einem Vorwärtsschritt
den Rückenabstand
vergrößern

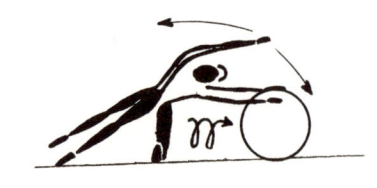

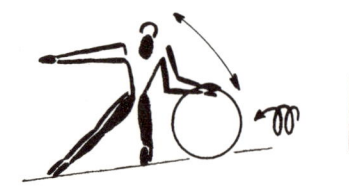

237

Beim Wegrollen des Balles
nur die Hände auf dem Ball
(nicht die Unterarme)

60

238

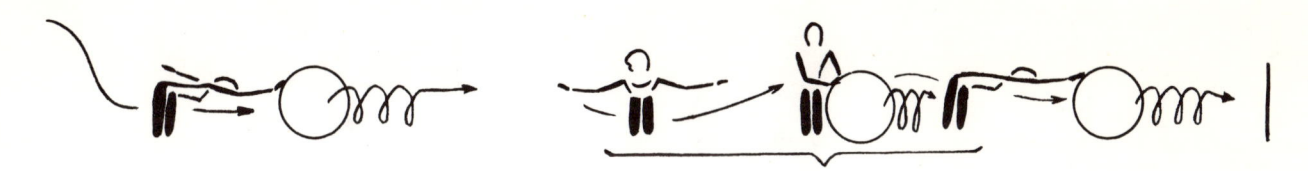

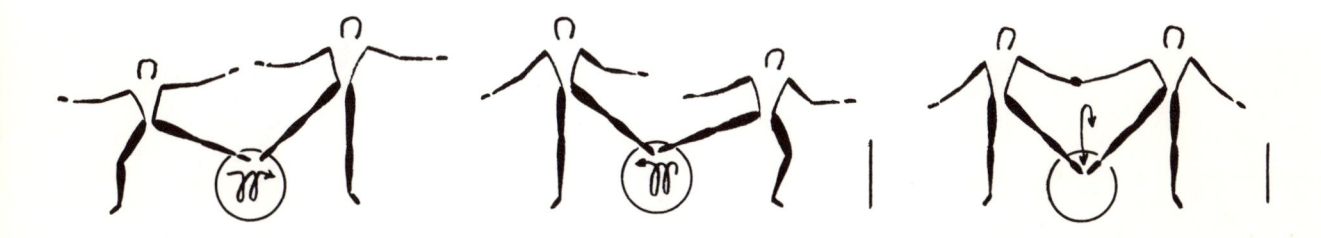

239

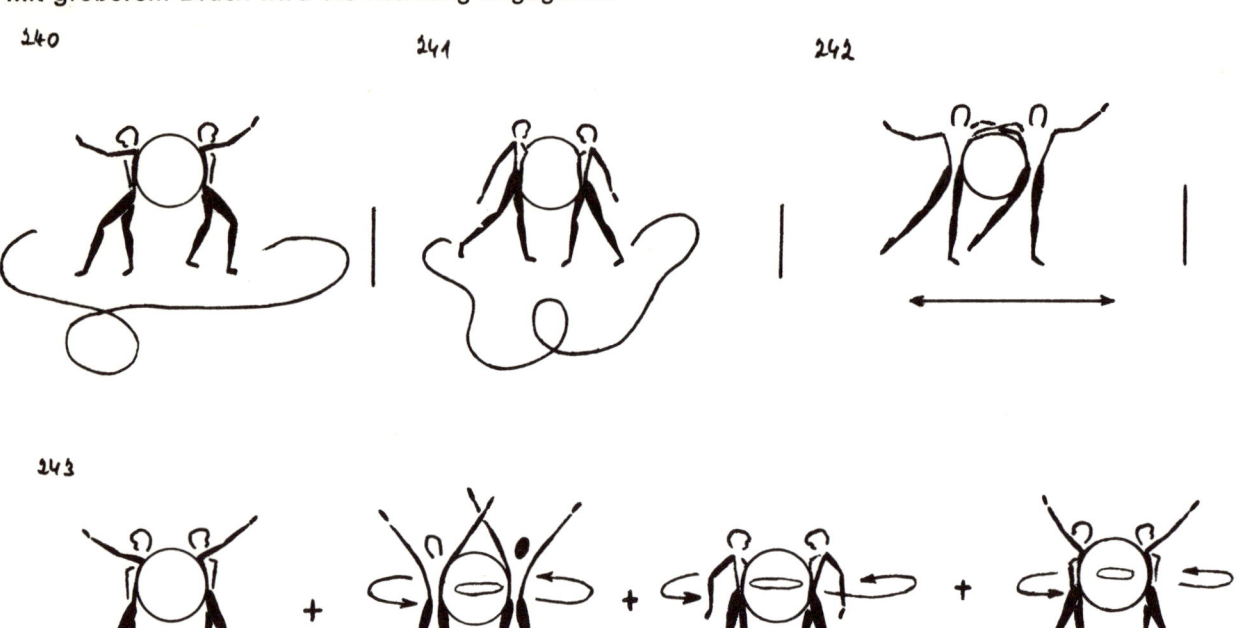

Mit größerem Druck wird die Richtung angegeben

240   241   242

243

244

B rollt um A herum
A steht (Wechsel)

245

246

Der Ball rollt in der
Frontalebene

247

248

63

249

250

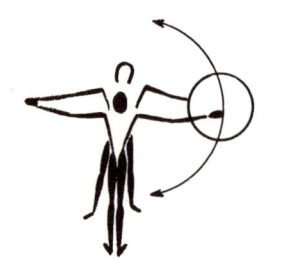

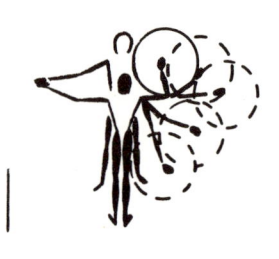

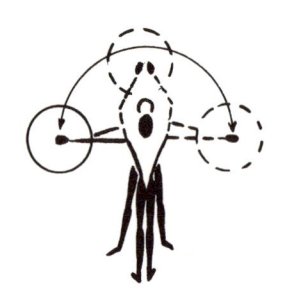

+ Ellenbogenbeugung

251

Armwechsel

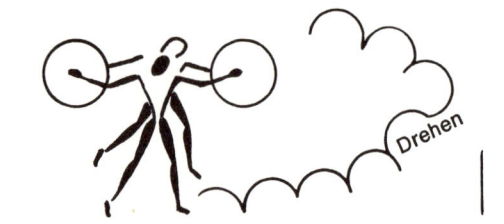

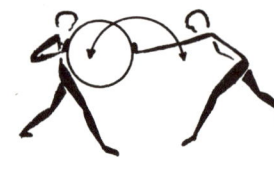

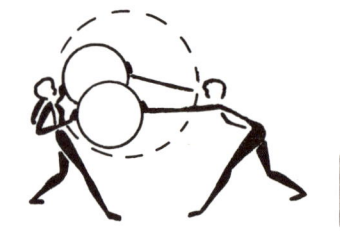

252

Drehen

253

254

64

255

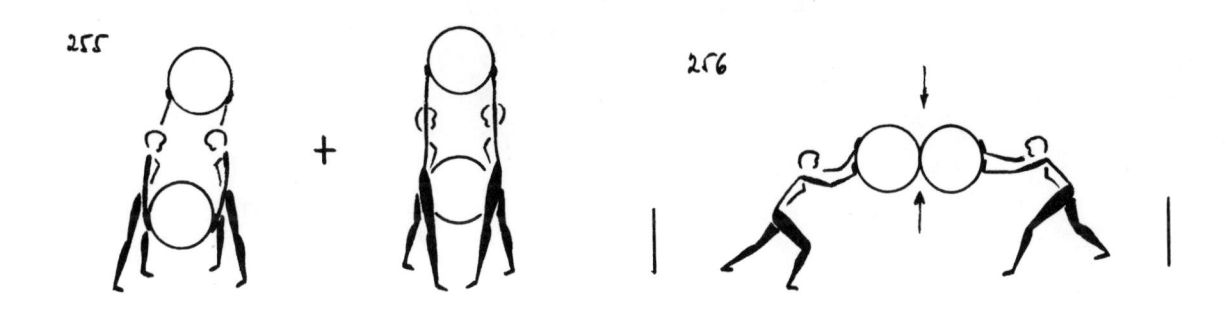

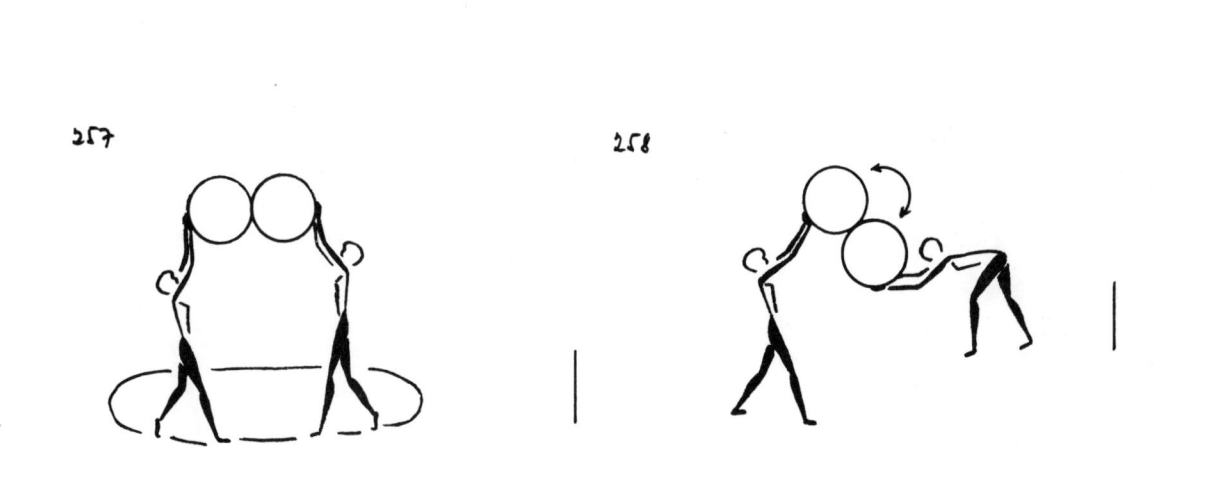

256

257

258

GRUPPENÜBUNGEN UND SPIELE

Gruppe: beliebige Zahl

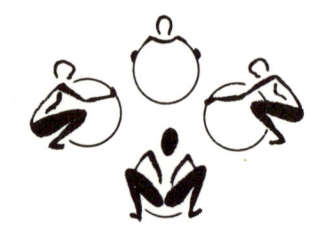

259

Über den Bauch zur Mitte, Tore aufstellen

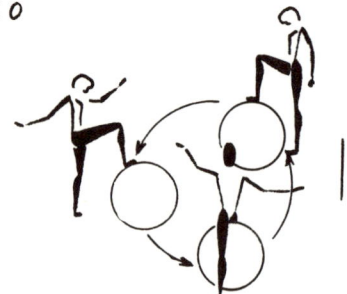

Bälle hindurch rollen

260

Auf Kommando Bälle rechts rollen und die von links zugerollten mit Sprung und Beinwechsel stoppen.

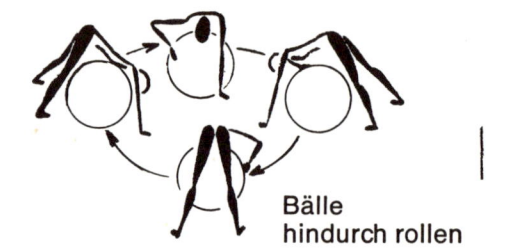

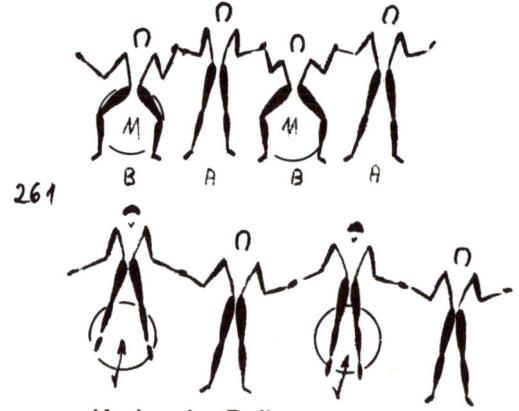

261

Kreis oder Reihe:
A: stützen, B: springen

Gruppe: gerade Zahl 4—6

262

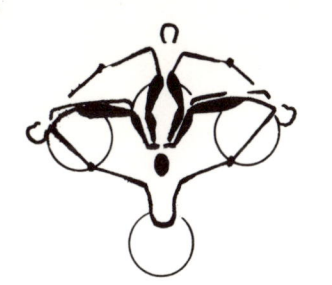

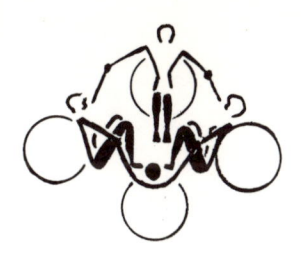

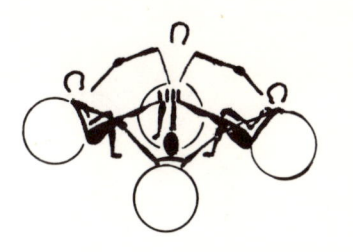

263

Aus dem Reitsitz zur Mitte rollen, Becken gegen den Ball drücken und dann zurück in den Sitz „hoch marschieren"

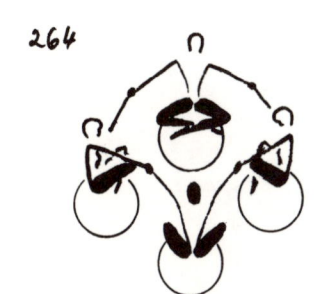

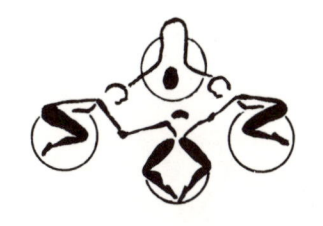

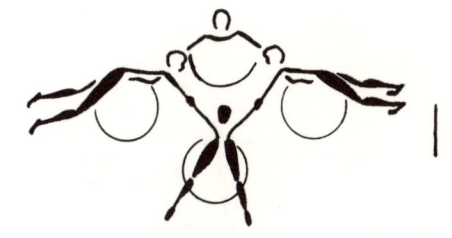

264

Aus dem Reitsitz in den Schneidersitz — (Gewicht nach vorne) — in die Bauchlage. Übung mit klarem Kommando ausführen

Gruppe: 3 oder mehr

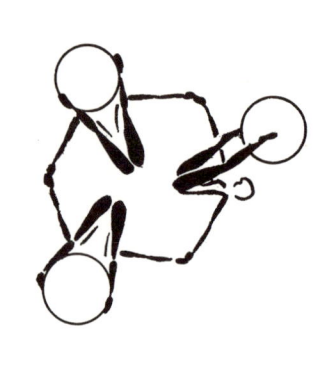

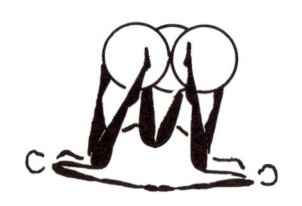

265

Bälle kräftig gegeneinander drücken

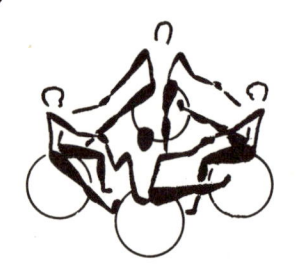

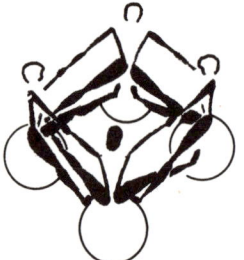

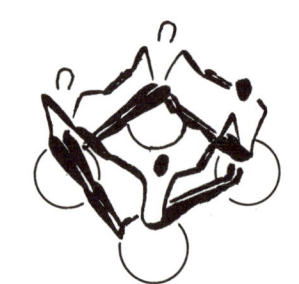

266

Mit Kommando stemmen

68

Stemmen auf Kommando

Gruppe: 3—6

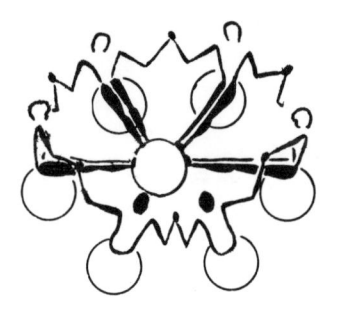

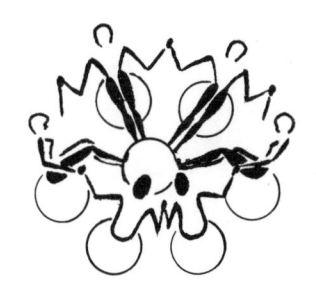

267

Am Anfang stemmen alle mit einem, dann mit beiden Beinen gegen den Ball in der Mitte — langsam Knie beugen und leicht vorwärts rollen

Gruppe: beliebige Zahl

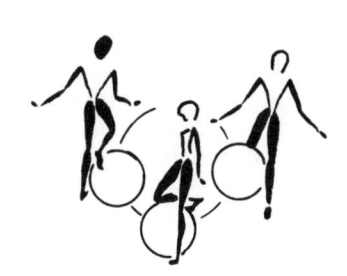

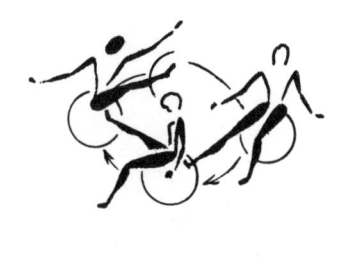

268

Ball von hinten mit dem Fuß holen, ihn zum Vordermann rollen und sich auf den neuen setzen

3 Spieler und 3–4 Bälle

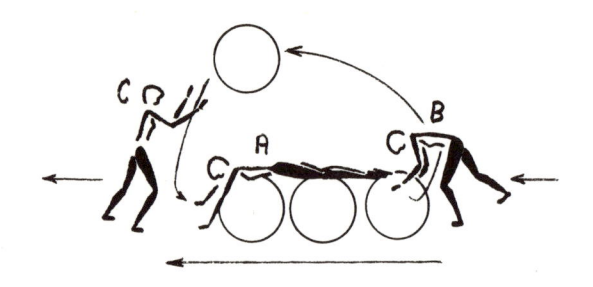

269

A rollt langsam vorwärts
B wirft die bereits überrollten Bälle dem C zu
C läuft rückwärts und legt die Bälle wieder in die Bahn

270

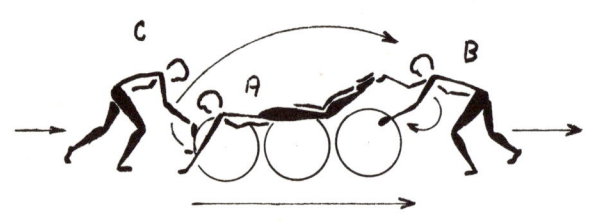

Das gleiche rückwärts

Diese Spiele können in der Schlange ausgeführt werden. Auf beiden Seiten der rollenden Schlange laufen Mitspieler, die bereits die Bälle überrollt haben, und bringen diese nach vorne in die Bahn.

Für dieses Spiel braucht man 2 Bälle mehr als es Personen gibt.

Notizen

Weitere Spiele mit dem Hüpfball findet der interessierte Leser in dem Büchlein „Gruppengymnastik" von M. Kucera, erschienen im Gustav Fischer Verlag, Stuttgart.

Notizen